姿勢をゆるめる

疲れない身体と心の整え方

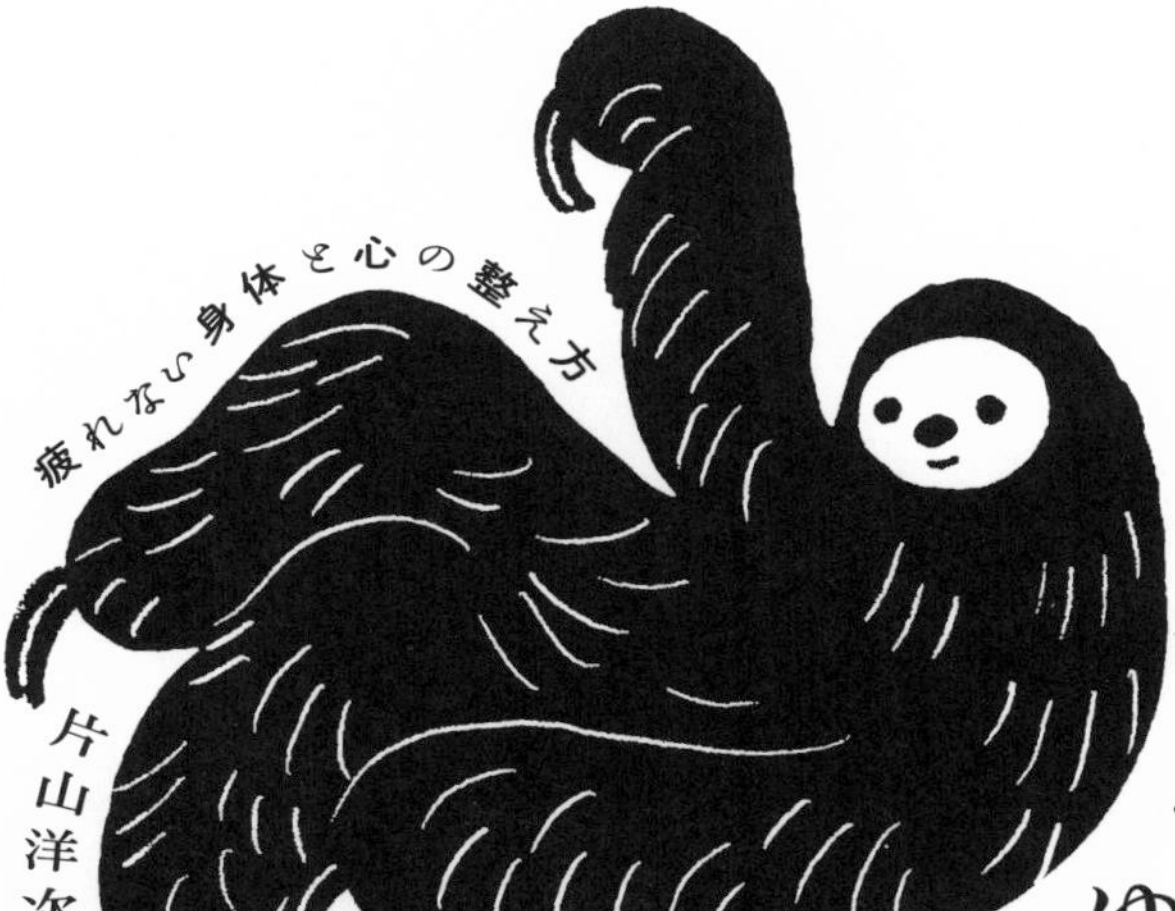

片山洋次郎

河出書房新社

はじめに

「いつも姿勢が悪いと言われて、気になっている」

「子どもの頃からの猫背を直したい」

姿勢の悩みはさまざまあります。

「良い姿勢になりたい」と思っている人は多いでしょう。


確かに、「姿勢が良い」方が健康的に見えます。

整体やヨーガなども含めて、あらゆるボディワークは、基本的に姿勢を良くするためのものとみなされ、「良い（正しい）姿勢は健康」というイメージが定着しています。

また、書道や華道、茶道、舞踊など昔からの稽古事の中でも、「姿勢良く」「姿勢を正しく」と、まずは指導される印象があります。

姿勢を正すことは、物事に集中することと同義であると考えられてきたので、古くからこのように言われてきたのでしょう。

「良い姿勢」「ぶれない姿勢」と言えば、正しく強い理想的な心と身体の在りようを指しているように思います。

さて、ここで問題です。

「良い姿勢」について見てきましたが、「悪い姿勢」は、本当に悪いのでしょうか。

そもそも姿勢とは、外から見える「形」を指すのでしょうか。

それとも、人の身体の「働き」のことなのでしょうか。

「姿勢」という言葉は、さまざまな意味やニュアンスを含みつつ、多様な場面で使われています。しかし、その本質はあいまいにされたままなのかもしれません。

私自身、長年、整体の現場で人の身体に向き合ってきましたが、姿勢というものについてあまりよく考えないまま、これまでずっとこの言葉を使ってきた気がします。

ここであらためて、姿勢について問いながら、その違いから生まれる身心の動きや働きを見直していきたいと思います。そこから自然に見えてくる「心と身体のいい感じのつきあい方」を明らかにしていくことが、この本の目的です。

「悪い姿勢」が実際に悪いのかも、くわしくお伝えしていきましょう。

姿勢をゆるめて、「持続可能」な身体で生きる

今、忙しい日常の中で、ほとんどの人の身体は緊張し、こわばっています。姿勢が固まり、ゆるむ暇がありません。その影響は身体や心の不調となって表れています。たとえば、朝起きて何となくスッキリしない。いつも肩や首が凝《こ》っている。疲れがたまってやる気が起きない。何でもないところで、つまずきそうになる……。

「あれ、なんかおかしいな」という時、もちろん病院にかかることは大事です。しかしその一方で、自分の姿勢を見直すことも大切です。

姿勢は24時間身体に作用し続け、日々のコンディションを作っているからです。

といっても、いわゆる「良い（正しい）姿勢」にすれば問題が解決するわけではありません。

良い姿勢というと、誰もが背筋や肩に力を入れると思います。

しかし必要なのは姿勢のこわばりをゆるめ、自分にとって本当の意味で、良い姿勢になることです。

良い姿勢とは自分自身が気持ちよく、しなやかに動ける姿勢。毎日のびやかに呼吸

し、身体が持っている本来の力を発揮できる姿勢です。

一人ひとり顔が違うように、良い姿勢は人によって違います。

自分にとって良い姿勢を見つけるための考え方や、身体をほぐすための具体的な方法も、これから紹介していきましょう。

人の身体には、もともと潜在的に回復力があるのです。姿勢のこわばりをゆるめれば、回復の働きが起動され、疲れが解消されて生命力がよみがえります。

ストレスや緊張を解き放って、のびやかに日々を過ごしていく。心地いい姿勢を保ち、疲れをためない「持続可能」な身体で生きる。この本で、そのヒントに出会って頂けたら嬉しいです。

姿勢をゆるめる　目次

ii 姿勢と心の関係をひもとく

iii 疲れない姿勢をつくるセルフメソッド

i

あなたにとって
〝本当に良い姿勢〟
とは？

〝良い姿勢〟とはなにか？

「良い姿勢」と聞いて、あなたはどんな姿勢を思い浮かべるでしょうか。


背筋がピシッと伸びて、胸が開いている。

背骨がシュッと立っていて、あごをきちんと引いている。


そんな直立不動の姿勢をイメージする方は多いかもしれません。

確かに、「気をつけ」をしているような立ち姿は、一見すると良い姿勢に見えます。

私たちが学校や家庭で教えられたのも、まさにこの姿勢です。

しかしそれは、本当の意味で良い姿勢ではありません。

人間は、つねに変化している生き物です。１日働けば夕方には疲れるし、季節や年齢、生活環境などによって体調は変わります。その人間が、ずっと背筋を伸ばし、先ほどのような「見た目」のいい姿勢を維持しようとするのは無理があります。

見せかけだけの良い姿勢は、「持続可能」ではなさそうです。形のみが整った姿勢ではなく、質的に「良い姿勢」とはどんなものか。

私たちは日々の生活や仕事の中で、まっすぐな姿勢以外にも、必要に応じていろいろな姿勢や動作を繰り返します。集中するためにも、リラックスするためにも姿勢は大切です。

この本では姿勢について、いろいろな角度からときほぐしていきますが、最初の手がかりとして3つのポイントがあります。

①姿勢には個性がある。人によって、良い姿勢は違う。
②オンの時とオフの時で、良い姿勢は違う。
③「自分自身が気持ちいい姿勢」が、良い姿勢である。

第1章（*i*）では、まずこの3つを軸として、私たちが持っている姿勢についての誤解を解くところから始めていきましょう。

猫背は決して〝悪い姿勢〟ではない

はじめに、良い姿勢の反対、悪い姿勢の代表格「猫背」について考えていきます。猫背で悩んでいる人は非常に多くいますね。しかし、猫背が悪いとは一概には言い切れません。もともと体質的に猫背気味だという人も、実はいるのです。

第2章（ⅱ）でくわしくお話ししますが、日本の代表的な整体技法である野口整体に、「体癖《たいへき》」という考え方があります。体癖では、体格や身体の動きの偏《かたよ》り、内臓の働き方の傾向から10の要素を抽出《ちゆうしゆつ》し、姿勢バランスの取り方を把握《はあく》するスケールとしながら、姿勢バランスを見ます。「正しい」姿勢に矯正《きようせい》しようとせず、むしろ人それぞれの「癖《くせ》」に沿って施術していくのが理想です。

その中の特定の人たちにとっては、猫背は個性のひとつ。特別悪いことではありません（ただ、猫背によって不調が起きているようであれば、それはこの本で紹介する方法で改善できます）。

また、一時的に猫背になることは誰にでもあります。

たとえば、緊張する打ち合わせが終わってデスクに戻り、お茶を飲みながらホッと ひと息ついている時、休日に好きな動画を観ながらダラダラしている時。猫背になるのは、ごく自然なことです。

子どもが家でリラックスして、ゲームをしている時も同じです。猫背になっている子どもを見ると、親は「姿勢が悪いよ」と指摘しがちですが、本人としては、学校での緊張がほぐれて脱力しているだけ。学校で集中している時はシャキッとしているものなので、「今はオフなんだな」と静観していればいいのです。

このように、人間という生き物の特徴として誰でも、オンの時は身体を緊張させ、オフの時は気が抜けてダラッとなる。そう理解していれば、猫背を直さなければと思い込む必要はないというわけです。

とはいえ、猫背では見栄えが悪いからどうにかしたいと思う人もいるでしょう。確かに背筋がピシッと伸びていれば、見た目は美しいかもしれません。しかしそれは、身心にとって本当の意味で良い姿勢とは言えません。

実際、無理に背筋を伸ばしたり道具を使って矯正しようとしたりしても、猫背になんらかの必然性があれば、すぐ元に戻るだけです。

身心が整い、場面に応じて適度な緊張を保ち、それが終わったら、ほどよくゆるむ。そういったサイクルで生活できるようになれば、その人らしい姿勢になります。周囲から見ても、その姿がもっとも魅力的に映るのではないでしょうか。

「体感がまっすぐ」であれば良い姿勢

一人ひとりの姿勢を横から見てみると、当然ながら、背中の丸みや腰の反《そ》りなどにはかなりの個人差があります。

実際には背骨の形よりも、むしろ硬いかやわらかいかといった弾力や、動く際に重いか軽いかという姿勢の「質」の方が大切です。また形から見ても、その人にとって適正な範囲の背中の丸みと腰の反りがあるとも言えます。

姿勢が「まっすぐ」とは、外から見た姿勢ではなく、むしろ本人の体感を基準にした方が正解なのです。

たとえば、疲れて姿勢のどこかが固まって重苦しい、痛いと感じる場合、整体の場では姿勢のこわばりをほぐしていくことになります。

施術が進み、どんどんゆるんで力が抜け、首や肩・腰などの余分な緊張が抜けると、自然に下腹がギュ－ッと縮んで力が集まります。すると、本人が意識して姿勢を正そうとしなくても骨盤がスッと自然に立ち、上半身（頭・首・肩・胸）は軽く感じるようになります。

身体が整い、自然に良い姿勢になっていると、自分自身が頭のてっぺんからお腹の底までスーッとまっすぐな線が入っているようにも感じます。これが本当の意味での「まっすぐな姿勢」です。

つまり、外見的な「まっすぐ」よりも、自分の体感的な「まっすぐ」の方が正しいと言えます。ですから、「自分の体感がまっすぐであれば、良い姿勢である」と見ればいいのです。

状況に応じて姿勢を変えられることが大事

健《すこ》やかに日々を送るための良い姿勢には、形以上に大切な要素があります。

刻々と変わる身体の内外の状況に即して姿勢を変え、身心がリラックスしたり集中したりできること。自分自身の状態に即して、自在に姿勢を変化させられることです。

人それぞれ生まれ持っての体格や体型があります。他人から見て「悪い」姿勢でも、その人にとって気持ちが良ければ、それでいいわけです。

自分自身が楽でリラックスしやすく、また集中もしやすい。動作がギクシャクせず、なめらかに動く。

つまり、自分自身がつねに気持ちよくいられる姿勢。何かに集中したい時は全身がバランスよく緊張していて、集中状態が終われば、興奮や緊張が静まって自然にゆるんでいく。これが理想です。

「姿勢」の源流をたどる

ここで基本に立ち返り、日本に「姿勢」という言葉が生まれた経緯を振り返りながら、理解を深めていきましょう。

今回あらためて姿勢という言葉の由来を調べてみて、驚きました。

これまで私は、少なくとも江戸時代以前から、「姿勢」という言葉は使われていたのではと何となく思っていたのですが、意外や登場したのは明治時代以降。

古語辞典には、「姿勢」という言葉は掲載されていません。

古語の中では「居ずまひ」（態度に近い意味）や「姿かたち」（容姿や身なりに近い）が表現としては近そうですが、今日の「姿勢」の意には合いません。ヨーロッパにあった姿勢の概念が翻訳され、訳語として「姿勢」が誕生したようです。

ヨーロッパ社会でこの言葉が生まれたのは、産業や文明の近代化の過程においてでした。衛生や健康への意識が高まり、健康のための運動が重視されるようになって、教育や軍事教練に「姿勢」という概念が取り入れられます。

思うに、特に指導する側にとって、「正しい姿勢」という見た目のわかりやすさが必要だったのでしょう。

日本の文献での「姿勢」の初出は、はっきりしていません。

日本初の国語辞典『言海』（明治19年完成）には「姿勢」という言葉はありません。国会図書館のウェブサイトで「姿勢」を検索すると、もっとも古いのが『英国尾栓銃《スナイドルじゅう》練兵新式1』（明治2年）の第十章「行進及行進姿勢ノ法」です。

それ以降の要例でも、軍事訓練や馬術、学校教育などの本が並び、いずれも、ほぼ「気をつけ」の姿勢を求める内容になっています。学校で植え付けられた私たちの姿勢に対する硬いイメージの元は、このあたりにありそうです。

ちなみに、「気をつけ」のそもそもの源流は、幕末に幕府が移殖した洋式の軍事訓練の号令にあるようです。

身体の芯《しん》にスッとまっすぐな線が感じられるような姿勢を意識的に作るのは、簡単ではありません。しかし、戦前の軍隊や学校の軍事教練では、身体を固めて姿勢を無理やりまっすぐにする方法を叩き込みました。

これは、軍隊の統率をとったり工場労働をしたりする際、集団が一体となって命令に服従するためにうってつけの姿勢です。身心を強制的にコントロールするための姿勢ですから、ある意味、本当の良い姿勢の対極にあると言っていいでしょう。

身体の不調を生んだ二足歩行

次に、二足歩行と姿勢について考えていきます。

ほとんどの人は、この姿勢という言葉から、「両足で立って背筋を伸ばしている姿」を思い浮かべるはずです。

しかし、四足歩行の哺乳《ほにゅう》動物から見れば、二本足で立つこと自体が「逆立ち」のような曲芸です。彼らからすると、「立つ」という行為は高度なバランスの上に成り立っているのです。

人の姿勢を横から見ると、腰が反っていて背中の上の方に丸みがあり、その上の首がまた反っています。これは人にとっての自然な背骨と首の姿で「生理的彎曲《わんきょく》」と呼

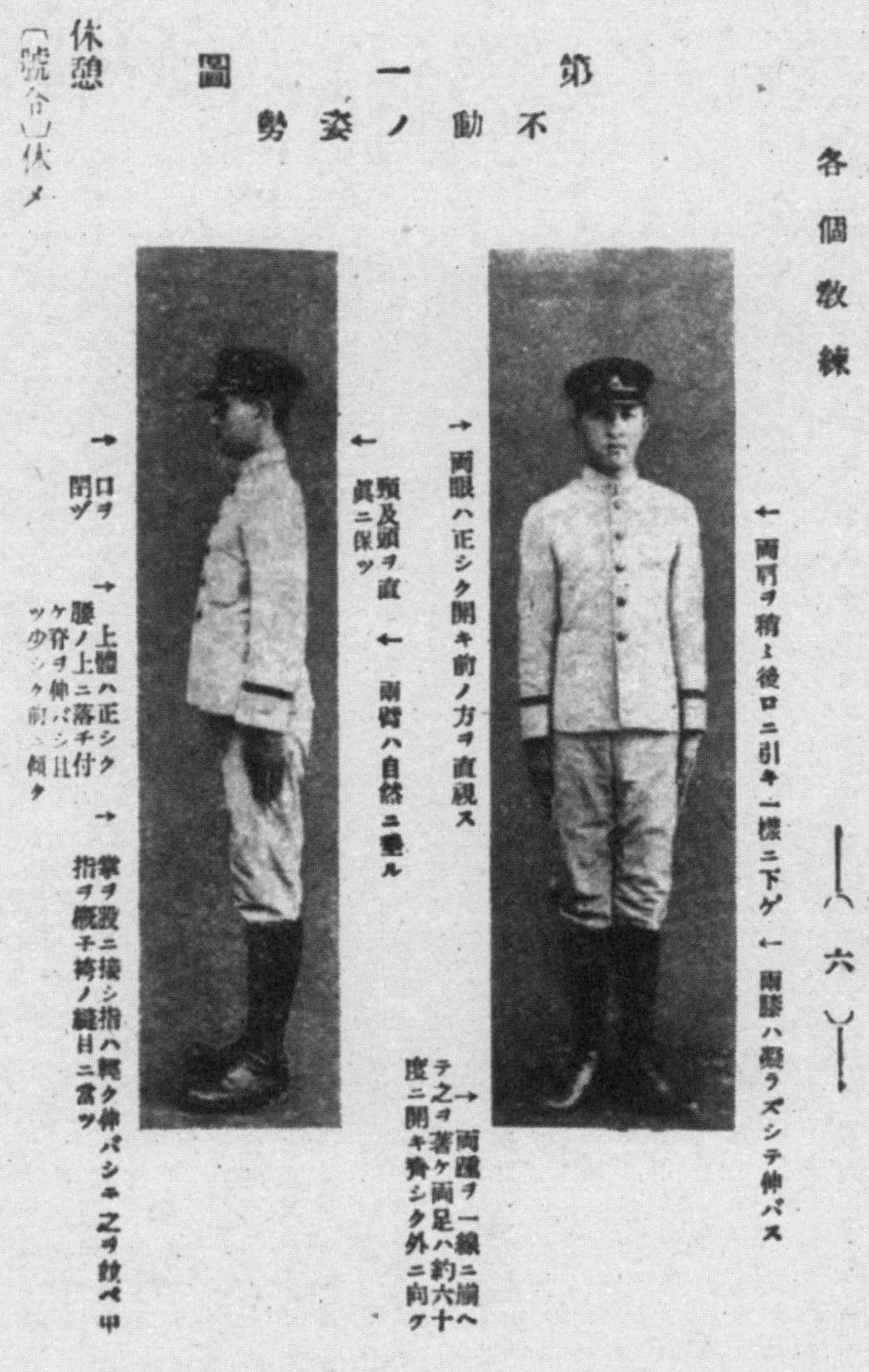
各個教練

〔六〕

第一圖

不動ノ姿勢

休憩（號令）休メ

← 兩肩ヲ稍ヽ後ロニ引キ一樣ニ下ゲ ← 兩膝ハ凝ラズシテ伸バス

→ 兩眼ハ正シク開キ前ノ方ヲ直視ス

→ 兩踵ヲ一線ニ揃ヘテ之ヲ著ケ兩足ハ約六十度ニ開キ等シク外ニ向ク

← 頸及頭ヲ直眞ニ保ツ ← 兩臂ハ自然ニ埀ル

→ 口ヲ閉ヅ

→ 上體ハ正シク腰ノ上ニ落チ付ケ脊ヲ伸バシ且ツ少シク前ニ傾ク

→ 掌ヲ股ニ接シ指ハ輕ク伸バシテ之ヲ並ベ中指ヲ概ネ袴ノ縫目ニ當ツ

不動の姿勢

(陸軍省徴募課編『学校教練必携 術科之部 前篇』昭和8年)

国立国会図書館デジタルコレクションより

ばれます。私たちが直立姿勢を安定させるために、必要な形状です。

新生児には、この彎曲がありません。首が据わって頭を支えられるようになると、まず首が反り、次に歩き始めると腰が反って「生理的彎曲」が出来上がります。

しかし人以外でも、ニホンザルが「猿回し」のような二足歩行の訓練を続けると、だんだん腰が反り、人の背骨の彎曲に近づくという研究報告もあります。


ただしサルの二足歩行は、正確には「走る」に近く、ヒトのように安定して歩くには、脚から首がなめらかに動き、よりやわらかで安定した姿勢をとれる「動的バランス」が必要です。

私たちの先祖は、この高機能な二足歩行を得たことで、重い頭を支えやすくなり、手を自在に使えるようになりました。そしてその変化は、人の技術や文明の基礎を生みました。

しかし同時に、四足歩行ではありえなかった疲れや痛み、そして、頭を高度に使えるからこそ生まれる悩みも、そこから始まったのだと言えます。

1991年にアルプスで発見された5000年前の男性のミイラ「アイスマン」は「腰椎《ようつい》すべり症」の腰痛持ちでした。彼の足腰には複数の刺青《いれずみ》があり、そのすべてが鍼治療《はりちりょう》のツボに当てはまったと報告されています。つまり5000年前に、全身の〝ツボ治療〟をしていた証拠が出てきたわけです。

人間は原初から姿勢に問題を抱え、「姿勢を気にせざるをえない動物」だったと言えそうです。

身体は微妙に揺れ動いている

では、二本足で姿勢を保つ行為がどのようなものか。人と建物を比較しながら考えてみましょう。

当然ですが、人と建物がそれぞれ〝立つ〟ための基本構造に大きな違いがあります。基本的な違いは、建物が動かないのに対して、人は立ったり座ったり歩いたりすることです。人は動きながらも、体幹を立てていられる機能を持っています。

体幹とは、胸や背中、お腹まわりなど上半身（胴体部分）で、脚と上半身のつなぎ目である股関節《こかんせつ》の上にのっています。

歩いたり走ったり跳《と》んだりして、股関節が前後左右に大きく動いても、上半身（体幹）

は立位《りつい》を保ち続けられます。建物でいえば基礎部分が大きく動いても、その動きを吸収して建物自体が大きく揺れないようなやわらかい対応が、人間にはできるわけですね。

それはまるで、手のひらの上に野球バットを立ててバランスを取っている時のような動きです。人の身体には、股関節の上に体幹をのせて前後左右に微妙に揺れ動きながら、姿勢を安定させる機能があるのです。

建物は、基本的に「剛構造」。つまり外から加わる衝撃や強風などの強い圧力や、地震等の揺れに対して、固く頑丈であることでまっすぐ〝立って〟います。

これに対して、人は「柔構造」。たとえば、電車の中で立っている時の足元の揺れのような、外からの揺さぶりに負けないように姿勢を固めたり踏ん張ったりしながらも、基本的にはやわらかく姿勢バランスを取りながら立っています。

最近の建物は地震対策のため、建物そのものが揺れを吸収する免震構造を備えて建てられることが多くなりました。

見方を変えると、激しい揺れに対して剛構造では限界があり、揺れを吸収する柔構造が必要だということです。１３００年以上倒壊せずに〝立ち〟続けている法隆寺の五重塔も、各階層がやわらかくつながる免震構造になっているといいます。

しなやかに動ける姿勢を保つには、股関節にある程度「遊び」「ゆるみ」があって、揺れる余裕があることが大切です。股関節は、良い姿勢のための大事なポイントなので、あとでくわしくお話ししましょう。

人間は、「揺れる葦《あし》」である

柔構造で姿勢を保つには、動きのやわらかさと筋力がポイントになってきます。

幼児は身体がとてもやわらかいのですが、筋力が弱いので転びやすいという特徴があります。また高齢になると、身体の動きが硬くなってギクシャクし、姿勢のバランスをやわらかく取り続けるのが難しくなり、筋力も低下して転びやすくなります。

つまり、身体を支える筋力と、全身のバランスを取る動きのやわらかさが両輪となって姿勢が安定するというわけです。

意外かもしれませんが、私たちがじっとして動きを止めている時も、身体は微妙に揺れ動きながらバランスを取っています。外から見たらまったく動いていないように見えても、体内ではつねに〝免震〟の微妙な動きが発生しているのです。

哲学者のパスカルは、「人間は考える葦である」と言いましたが、そのたとえを借りれば、人間の姿勢は「精妙に揺れる葦である」と言えます。風にゆらゆらと揺れる葦の如《ごと》く、立っていても座っていても歩いている時でも微妙に揺れながらバランスを取っているのです。

身体とは、やわらかな水袋と同じ

また身体とは、骨や筋肉や内臓を浮かべたやわらかな「水袋」でもあると言えます。身体は硬い骨で支えられているので剛構造のように見えますが、そうではありません。

人の姿勢は、骨と骨のつなぎ目（関節）を、靭帯《じんたい》と筋肉が固めたりゆるめたりすることによって保たれています。伸び縮みしない靭帯と、伸び縮みする筋肉。両者が連携して骨同士をつなぎ、全身の微妙なバランスをやわらかく取っているのです。

また関節も、摩擦《まさつ》フリーでなめらかに動いています。関節は「関節包《かんせつほう》」という袋に包まれ、骨と骨の間には「滑液《かつえき》」という水分があって、摩擦なく動けるようになっているからです。さらに、脳神経や内臓は水の中に無重力状態で浮いていることによって守られています。
つまり身体全体が、やわらかな水袋に包まれた柔構造。葦のように揺れ、常時バランスを取っているのです。

身体という水袋には、いろいろな原因によってゆらぎが生まれます。

①呼吸によるゆらぎ。緊張や集中によって呼吸によるゆらぎは小さくなり、逆に、リラックスすると大きくなります。
②脈拍によるゆらぎ。このゆらぎは、息を吐《は》く時により大きくなり、息を吸う時には小さくなります。
③胃腸の動きから生まれるゆらぎ。胃腸はすべて筋肉であり、リラックスすると動きが活発になり、緊張すると動きが小さくなります。また、食べることで胃腸が動いてリラックスとゆらぎを生みます。
④心の動揺によるゆらぎ。心が不安定になると、ゆらぎも不安定化します。心の動きは、呼吸と脈拍にすぐ影響するため、良い影響ならゆらぎは穏やかに安定し、

悪い影響なら身体の一部が固まってギクシャクと揺れることになります。

また、感情の起伏や気候、年齢による変化、ホルモンや自律神経のバランスにも左右されます。

ゆらぎがあるのは、ヒトという動物として当然のこと。大切なのは、自分の身体の日々刻々と変化するゆらぎを、心地いい状態に整えることです。具体的な方法は、これからくわしくお伝えしていきましょう。

オンとオフを切り替えながら良い姿勢を保つ

最近の科学的研究でも、身体が微妙に揺れながら姿勢を保っていることがわかってきました。

生理学においては長い間、関節を支える筋肉が互いに継続して引っ張り合うことで一定の姿勢を保持しているという定説がありました。

しかし、近年の生体力学（バイオメカニクス）の研究では、この説が覆《くつがえ》されています。

実は、筋肉に力を入れ続けるのではなく、力を入れたり抜いたりすることによって、姿勢がバランスよく保たれている。つまり、人は筋肉で固めて姿勢を保っているわけではなく、力を能動的に適宜《てきぎ》抜いて、姿勢をやわらかく保っていることが明らかにされてきたのです。

若い人の方がやわらかくよくゆらいで姿勢全体としては安定し、高齢になるほど硬くなってゆらぎが小さくなる一方で、体勢が崩《くず》れる時は大きく崩れやすくもなることもわかってきました。

いずれにしろ、身体が固まるとゆらぎが起こりにくく、リラックスもしづらくなります。オンとオフを自在に切り替えながら良い姿勢を保つ身体作りが重要です。

何かに集中したり緊張したりするのは、身体の面から言えば、姿勢を引き締めるということです。長時間にわたってひとつの目的のために姿勢を維持し続けていれば、必ず姿勢は固まります。

たとえば、集中して仕事をする時、基本的にはずっと同じ姿勢を続けますね。また、緊張する会議の席などでも、身体をガチガチに固めているはずです。

集中や緊張状態が長く続く時は、たいてい疲れが出てきて「呼吸が浅くなる」「前かがみになり骨盤が後ろに傾く」「首が前に出る」などの姿勢になります。その状態が続くと、腰痛や肩こりなどを引き起こします。

ですから、必要に応じて身体の緊張を取り、姿勢をゆるめることが大切です。

リモートワークで目立つようになった股関節の硬さ

しかし、コロナ禍《か》でリモートワークが普及したこともあって、ここ数年、以前より身体が固まっている人が増えました。

なかでも目立ったのが、骨盤と股関節が固まる症状です。

たとえば出勤すれば、電車に乗ったり社内で歩き回ったりして、ある程度、運動できますが、在宅勤務でそれがなくなりました。だから以前に増して、身体が固まっている人、ゆるめられない人が増えたのです。

骨盤は股関節の上にのっていますから、股関節そのものが固まると、姿勢全体が硬直しやすくなります。

すると、姿勢のゆらぎがなめらかさを失って股関節の動きも硬くなりやすく、足腰の痛み、肩や腕の痛みなど、身体のあちこちにきしみが出てきます。特に40代以降になると、何でもないところでつまずきそうになったり、足がもつれたりするといった症状も出てきます。そのような症状が表れたら、168ページのメソッドを行うなどして、骨盤・股関節をゆるめていきましょう。

骨盤が固まると、呼吸が浅くなる

股関節と骨盤の動きは、呼吸と深い関係があります。

骨盤は、体幹を下から支える基礎であると同時に、呼吸運動の要《かなめ》なのです。

骨盤の中心にある仙骨《せんこつ》は、息を吸うと後ろに傾き、吐く時にはお辞儀するように前に傾きます。

骨盤の左右に位置する腸骨《ちょうこつ》は、息を吸う時は広がりながら後ろに傾き、吐く時には閉じるように動きながら、前に傾きます。骨盤全体として息を吸って後ろに、吐いて前に傾く呼吸運動で、呼吸のたびに前後に揺れ動いているのです。

緊張していると呼吸が浅くなって、胸が内側にすぼまり、骨盤が後ろに傾きます。

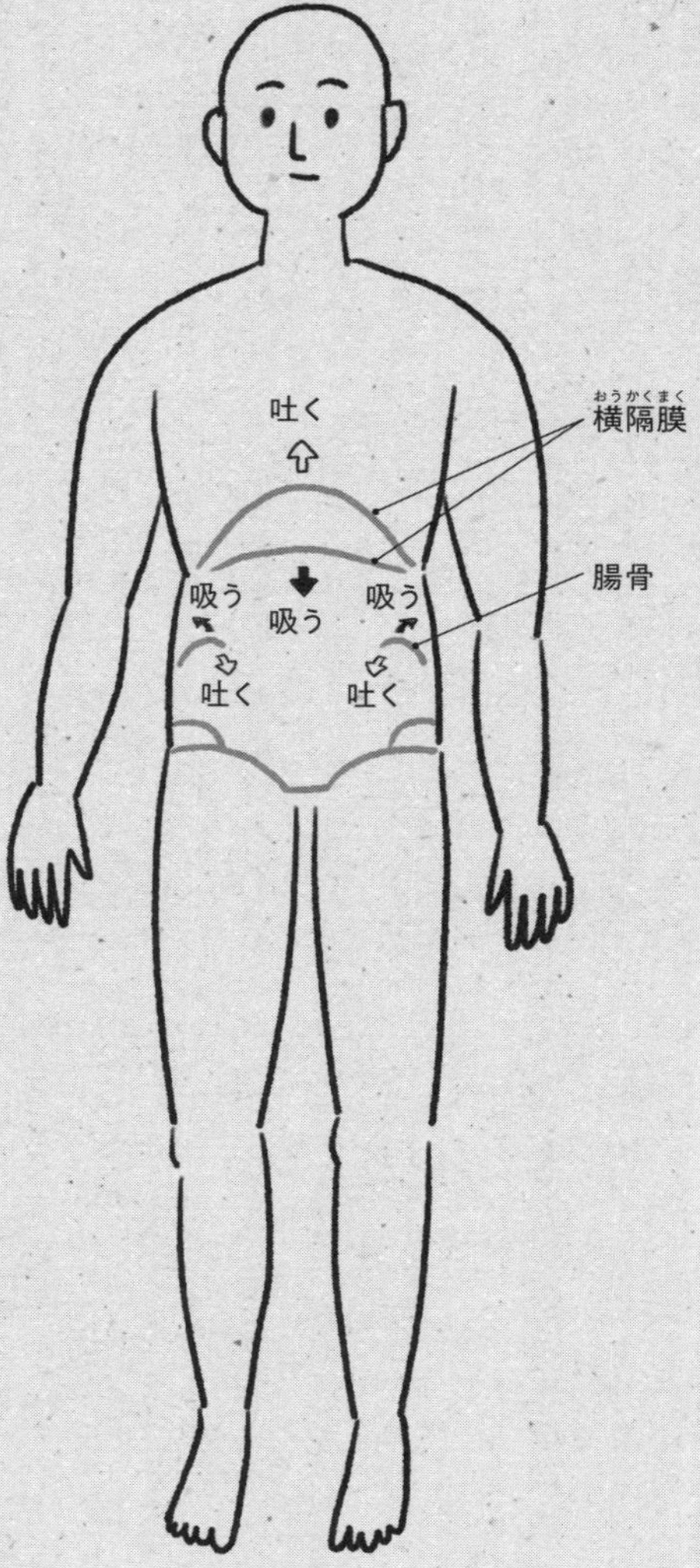
横隔膜《おうかくまく》
吐く
吸う
吸う
吸う
吐く
吐く
腸骨

逆に、リラックスしていて深い呼吸ができている時は、骨盤が前後になめらかに動きます。

また骨盤全体が下腹《したばら》と一体になって膨らんだり縮んだりします。

しかし緊張すると、その動きがロックされてしまいます。

本来は、呼吸によって骨盤が膨らんだり縮んだりして動くことで、身体がゆるみリラックスできるのですが、緊張やストレスで骨盤の動きの幅や範囲が狭くなると、息を吐ききれないうちに次の息を吸うため、浅い呼吸を繰り返すことになってしまうのです。すると、それに連動して姿勢も固まってきます。


脚と骨盤のジョイント部である股関節は、呼吸と連動して揺れ動くので、股関節を意図的に固めると、呼吸も一緒に止まることになります。

股関節の動きがなめらかなほど、呼吸運動もなめらかになりますが、股関節の動きが硬かったりギクシャクしたりすれば、呼吸も小さくなったり浅くなったりするわけです。

ですから、「ひと息つける」という表現が合うようなゆったりした呼吸は、股関節が自由になめらかにゆらぐことが基本になるのです。

コロナ禍で見られたさまざまな不調

時間感覚が不安定になった

コロナ禍の数年、「認知症が急に進んだ」という話もよく聞きました。ひとつには、時間感覚が不安定になったことに原因があるように思います。

コロナ禍で多くのイベントがなくなる中、月日の流れが異様に速く感じられた人もいたはずです。「前に進む」体感は、身体の「生きた時間」を刻む役割を果たしますが、そのメリハリがなくなると、時間感覚が空虚《くうきょ》になるのです。

そのせいもあり、身のまわりを認知する手がかり、足がかりが不確かになったのを実感した人も少なからずいたと思います。なかでも高齢になるほど、時間感覚やさらには平衡《へいこう》感覚についても、その影響が表れやすかったわけです。

身のまわりが薄明るい世界の中でも、時々ぱっと明るく輝くようなイベントがあれば、生きる手応えと生活感のリズムが生まれます。また、祭り、音楽フェス、旅行など、非日常のイベント空間は、胸のつかえを発散させます。

非日常の興奮や感動の中では、自然に「おー！」と声を上げたくなりますね。感動すると呼吸が深くなり、吐く息が長くなります。そして、長く息を吐く反応が胸をゆるめ、感情を発露させ、声を上げるという行動に結びつくのです。

息が詰まりやすい環境の中、そのような祝祭空間は、これからもますます必要になるでしょう。

息を大きく吐くということは、骨盤がぐっと前に傾く運動です。「前に進む」「時間が進む」体感がそこから生まれます。息を大きく吐くということは、「息詰まった」日常から解放され、自然に「前向き」になるのです。

空間感覚——平衡感覚も不安定になった

またコロナ禍で増えた症状にめまいがあります。

ストレスが長く続くと、みぞおちのまわりが硬くなりやすく、姿勢の左右バランスが不安定になります。また、それに連動して首（頸椎《けいつい》）の動きも硬くなりやすくなります。それが、めまいの原因になるのです。

平衡感覚が不安定になるとは、身のまわりを認知する足場が危うくなるということであり、日常生活の時間感覚や空間感覚の不安定にもつながることが推測できます。

めまいと言うと「目がまわる」ことだと思っている人が多いのですが、実はさまざまな症状があります。

たとえば、「足元が何となく不安定」「つまずきやすくなった気がする」「雲の上を歩いているような不安定な感じがする」など、微妙な感じのめまいから、目がまわる感覚がある典型的な「回転性めまい」まで、めまいは多様。「めまいスペクトラム」と呼びたい感じです。

しかしどんなめまいであれ、気分の不安定につながります。また、めまいは消化管の動きともリンクするため、何となくムカムカする感じがしたり、便秘や下痢をしたりするなどの症状が表れることもあるのです。

平衡感覚には、内耳だけでなく視覚も関係し、運動神経系、自律神経系のネットワークとも深く連動していると言われています。内臓の動きも、身体の動きもすべてが関わっていると言っていいわけです。

あまりに当たり前すぎて気づきにくいのですが、「立つ」「座る」「歩く」などの日常動作はすべて、平衡感覚が安定していることが前提です。地面の上に安定して立っていたり、スムーズに歩けたりすることが、実は身心の安定感の基本にあるわけです。安心して身のまわりの空間に身を任せられる感覚は、生活の安心そのものの感覚と言っていいでしょう。

しかしコロナ禍では、この安心感が奪われ、めまいの症状を訴える人が多く見られました。人と人の間、社会生活の中にピリピリした空気感が長く続き、知らないうちに平衡感覚までもが侵食されたのかもしれないと分析しています。

目の不調は、微妙なめまいが原因のケースも多い

目の不調も多く見られました。目が見えにくくなったと感じる場合は、左右のバランスを取る平衡感覚が不安定になって生じた微妙なめまいが原因の場合も多いです。視覚と平衡感覚は密接に関わっているのです。

そのまま疲れた目を酷使すると、どんどんムカムカして気分が悪くなる場合もあります。そうなると、深く理解して「腑《ふ》に落とす」ことも、よく考えたり感動したりすることも難しくなってしまいます。物事を丁寧に味わったり吟味《ぎんみ》したりする余裕がな

くなるのです。

目がすごく疲れた感じがする時には、平衡感覚も頭の働きも混乱して、もうそれ以上考えられなくなっている可能性があるということも覚えておきましょう。

左右の姿勢バランス＝平衡感覚——微妙で意識されにくいがとても大切

平衡感覚を姿勢バランスから見れば、左右の姿勢バランス・空間感覚が深く関わります。

多くの人にとって、集中するとは、目の前の狭い範囲に意識が集中するということです。後ろにゆったり寄りかかる感じはリラックスそのもので、まったく集中の気配が消えます。ただ休んでいるという感じになります。疲れると、たいてい後ろに寄りかかりたくなります。

前後はわかりやすいですが、左右を意識することをイメージするとどうでしょう。左右を意識する時といえば、前に進むために方向を切り替える時や岐路《きろ》に差し掛かった時に、右左どちらかを選ぶ場面です。

普段、目の前に広がる空間の一部として左右を意識することはあっても、身体の横に続いている左右の空間を意識することは、あまりありません。

しかし、たとえば山道を登って尾根や頂上にたどり着き、視界が左右に大きく開かれると、とても爽快《そうかい》で気分も晴れ晴れとします。このように、いつもは意識していなくても、身体の側面から左右に広がる空間の感覚は、リラックス感覚そのものと言っていいでしょう。

目前から左右に大きく広がる感覚は、集中も伴ったリラックス、あるいは広い視野を持った見通しのいい、むしろ高度な集中感覚です。背中側から続いて左右に広がる空間感覚は、完全に空間に身を任せた、深いリラックスと言っていいでしょう。

左右に寄りかかることとは、手軽でしかも集中を失わず、微妙な調整もやりやすいリラックス姿勢です。

たとえばよく聴こうとか、よく感じ取ろう、味わおうとすると、首を少し傾けたくなります。よくわかろう、共感しようとすると、首の緊張を少しゆるめて、自然に少し横に傾くわけです。ただし、強く横に傾けて首をひねると緊張が高まり、逆に「納得したくない・できない、飲み込めない」という姿勢になります。

コロナ禍で、めまいの多様な症状とその影響の大きさが身にしみて感じられました。

左右の空間感覚－姿勢バランス－平衡感覚－消化器感覚は身心の深いレベルでつながっていて、私たちの日常生活のコアを支えていますが、ほとんど意識下で働いているので、めまいでも起こさないと意識に上らないわけです。

しなやかに左右に姿勢がゆらいでいること＝左右の平衡バランスに余裕があることで、初めて身心が安定します。そのバランスがちょっとギクシャクするだけで気分は落ち着かないのです。

平衡感覚－消化器感覚は、物事の直感的判断、違和感、理解、感触、微妙なさじ加減、味わいに関わります。また、場合によっては合理的判断より速く深く、本能的に危険を避ける、かわす、すり抜けるといった、奥の深い「身心の体術」ですらあると思います。

身体の緊張に左右の差が出た時、疲れが出る

スマホの使用やデスクワークが増えた今、首や肩には日常的に大きな負担がかかっています。しかし、自分が疲れていることにあまり自覚がない人も結構いるものです。

そういった人たちは、身体がダメージを受けていても自分で気づけません。

人がどういう時に凝りや痛みを感じるかというと、「身体の左右で緊張の差が出た時」です。左右差が出た時に初めて、人は疲れや凝りを感じるのです。

実は、左右どちらも同じように緊張している時は、人は自分が疲れていると自覚できません。ですから、当然休んだりケアしたりすることもできず、気づかない間にダメージが蓄積してしまいます。緊張状態や集中状態が長く続くと、このような事態に陥《おちい》るので気をつけたいですね。

人は身体がゆるむ時、ほぼ例外なく「身体の右側」が先にゆるみます。

また身心が興奮したり集中したりしている時は、肩甲骨や骨盤が左右ともギュッと縮んでいます。その後、興奮や集中の状態が終わると、まず肩甲骨も骨盤も右側がゆるんで広がり、左側は縮んだままになります。

右だけゆるんで左側がゆるまないうちは、左右の差によって、肩や胸、骨盤にねじれが生じ、痛みや疲労感、不調感が生まれやすくなります（生理前の女性も同じようなバランスになり、不調が生まれやすくなります）。

なぜ右側からゆるむのか原因はわかりませんが、長年、整体の現場で多くの人を見てわかったことです。

ただ、どちら側に痛みや凝りの症状が出やすいかはその人によって違います。いずれにせよ、自分が緊張していたり身体が固まっていたりすることがわからないのが一番まずいので、疲れの自覚症状があるのは良いことだと捉えてください。


疲れは、40〜50代の更年期など、年齢的に身体が変化する節目でも大きく出やすくなります。今までは気合いでできていたことができなくなり、身体に力が入らなくなる。一定期間、無理が利かなくなるのです。具体的には、骨盤をギュッと引き締める下腹の力がなかなか入らなくなります。

女性の場合は、更年期の中の2年ほどガクッと力が抜けるような変化の時期があると考えていたらいいでしょう。ただ、これも個人差があります。自分自身の体調を丁寧に見ながら、身体の変化を受け止めていく心構えを持つといいでしょう。

「棒立ち」では、姿勢が固まってしまう

「気をつけ」のような固まった姿勢と、フレキシブルなゆらぎのある姿勢の違いとは何でしょうか。ここで体感しながら確認してみましょう。

まず、立った姿勢でひざをピンと伸ばして、「棒立ち」の姿勢をとってみます。

ひざまわりの筋肉が硬くなって動きにくくなるのは当然として、足首にも股関節のまわりにも力が入って硬くなるのがわかるのではないでしょうか。

ひざを突っ張っていると、姿勢はまっすぐ保ちやすいという利点がありますが、自由なゆらぎも制限されて姿勢が固まりやすくなります。姿勢が固まると疲れやすく、不調の原因となります。

しばらくひざにギュッと力を入れたあとで、今度は、力をちょっとゆるめてみましょう。ひざと同時に、足首と股関節が解放されてゆらぎ始めるのが感じられるはずで

す。

スポーツでも武道でも、棒立ちにならないようにひざを少しゆるめて立つことは、「構え」の基本です。

次に、座った姿勢も試してみましょう。

椅子《いす》に座って肛門（骨盤底）をギュッと縮めてみます。

股関節のまわりの筋肉も一緒に硬くなるのがわかるのではないでしょうか。同時に、お腹や腰の筋肉も硬くなり、肩のまわりや首にも力が入るはずです。

その後、ギュッと入れていた力をゆるめてみます。大きく息をつきたくなりますね。姿勢も解放され、軽く揺れるのがわかると思います。

ここからわかるように、股関節と体幹の底（肛門）を固めてしまうと姿勢が固まります。すると、息も同時に詰まるのです。

意識的に力を入れずとも、長時間集中し続けたり、日頃がんばったり何かを我慢したりしていると、骨盤底が縮んだままになり股関節も一緒に固まります。当然、姿勢も固まってしまいます。

今は意識的に力を入れたり抜いたりしましたが、緊張する場面が多い私たちは、たいていい身体に力を入れすぎています。ひざや骨盤底をゆるめた時の全身の感覚を時々思い出し、脱力してみるといいでしょう。

「疲れたな」は、身体からのサイン

日常生活の中で、良い姿勢のガイドになるのは何でしょう。それは、自分自身の感覚です。緊張が解けた時、ふとだらしない姿勢になるのは、自分自身にとって心地いいからです。

自分が、今どんな状態なのか。何を心地よく感じるのか。そのことについて、意識的にであれ無意識にであれ、敏感に感じとる。そのセンサーを働かせることが、非常に大切になってきます。

たとえば、夕方「ああ、疲れたなあ」と感じる、パソコン仕事が続いて首や肩がバリバリに凝る。季節の変わり目で、何となく気分が優れない。

そういった時、姿勢が前かがみになったり、身体の動きがギクシャクしたりします。

そんな状態が起きるのは良くないことと捉えがちですが、実は、身体のセンサーがきちんと働いている証拠。仕事が終わってホッとすれば脱力して姿勢がダランとするはずだし、オーバーワークになれば、身体のあちこちに痛みや凝りが出て動きが悪くなるのは当たり前。つまり、正常な反応なのです。

疲れ以外にも、足腰の痛み、うつっぽい気分、めまいなど、ちょっとしたサインはあります。

他にも、たとえば何でもないところでつまずきそうになったり、目が疲れてかすんだり、頭痛がしたり……。「あれ、なんかおかしいな」という時、もちろん病院にかかることは大事ですが、その一方で、姿勢が固まっていたのではと考えてみることも大切です。

ところが慢性的に疲れていると、そのセンサーが働きません。緊張がゆるむことがないので、自分が疲れているのか、痛い部分があるのか、それすら感じ取れず、ひたすら走り続けることになります。

そして、どこかの時点で、大きな病気やケガなどに見舞われて初めて、身体が悲鳴を上げていたと気づくのです。

ですから、「疲れたな」「最近、疲れているな」と思ったら、後ろ向きに捉えるのではなく、そういったサインを感じられる自分は正常だと思ってください。もし何も感じなければ、何の対処もできないわけですから。

疲れている自分はダメだ、ではなく、「疲れているのがわかってよかった。じゃあどうしようか」と考えることを意識してほしいと思います。

自在に動ける姿勢とは

しなやかに動けて自分自身も気持ちよく、オンとオフの切り替えもスムーズにできる。そのような理想的な立ち姿のポイントは、重心が下の方にあり、ひざの力が適度に抜けていることです。

立っている時、ひざに力が入っていると全身が緊張します。すると身体全体が固まり、動きに不自然さが出てきます。しかし、ひざをゆるめることで身体に微妙な揺れが生まれ、姿勢が安定するのです。

また、ひざが伸びていたり脚が疲れたりしてくると、太ももの外側に負荷がかかり、内側に力が入らなくなり、お尻から背中によけいな力が入って姿勢の柔軟さが奪われ、さらに疲れます。

しかし、ひざの力がうまく抜けると、股関節で姿勢を支えている腸骨筋（腸骨の内側から太もも付け根の内側をつなぐ）と大腰筋《だいようきん》（腰椎の腹側と太もも付け根の内側をつなぐ）に安定的に力が入りやすくなり、姿勢のバランスを取りやすくなります。ですから、ひざの力を抜くこと、重心は下に置くことが大事なのです。

いつでも、どの方向にでも動ける構えでいる。脱力し切っているわけでもなく、緊張しているわけでもない。リラックスしながらも適度な緊張感を持ち、前後左右に自在に動ける立ち方が理想です。

良い姿勢の典型が武術の姿勢です。どの武術でも、前後・左右・上下とあらゆる方向に、自在に動ける姿勢が求められます。

重心は低く、首や肩の力が抜け、足裏の内側から力が立ち上がっている姿勢。さらに、内ももから下腹に力が集中し、上半身は上にいくほど軽くやわらかくなっている姿勢。これが武術の基本姿勢であり、目指すところです。

言い換えれば、頭や胸の緊張が少なく、下腹の緊張度が高い姿勢バランスです。昔

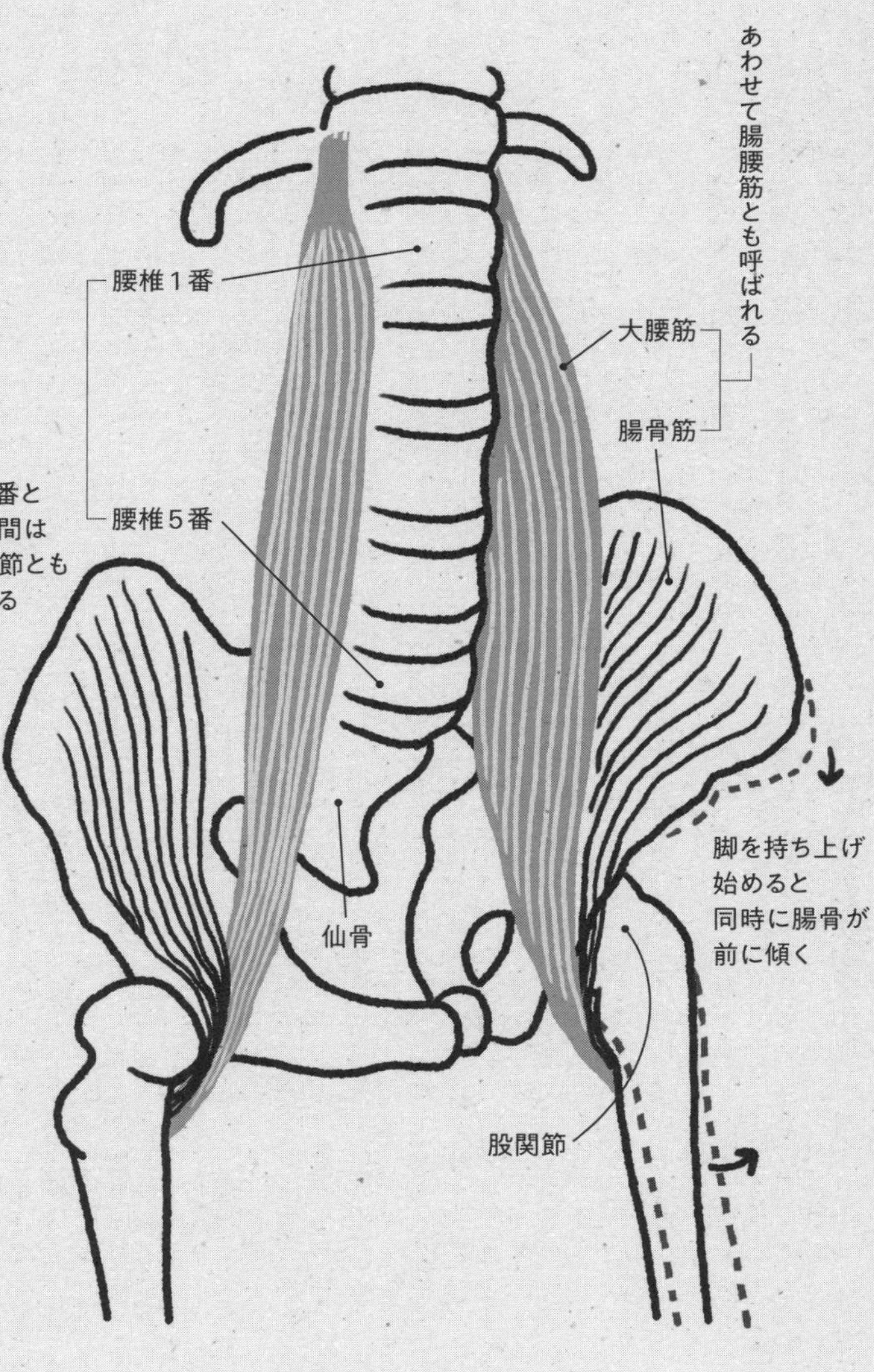
あわせて腸腰筋とも呼ばれる
大腰筋
腸骨筋
腰椎１番
腰椎５番
腰椎５番と
仙骨の間は
腰仙関節とも
呼ばれる
仙骨
股関節
脚を持ち上げ
始めると
同時に腸骨が
前に傾く

から「上虚下実《じようきよかじつ》」と呼ばれるこのような状態が理想です。また、身心ともに気持ちいい姿勢でもあります。

良い姿勢にするというよりは、〝なる〟という方が正確だと言えそうです。

パソコンやスマホを見る姿勢は身体に負荷をかける

しかし、このように「上虚下実」で気持ちいい姿勢は、現代ではなかなか得にくいものです。特に先ほどお話ししたように、最近では、スマホやパソコンを見る時間が増え、現代人は「悪い姿勢」になりがちです。

スマホやパソコンの画面をよく見ようと、あごが前に出て前かがみの姿勢になってしまうのです。

前かがみになると、首や肩、背中全体、加えて腰を使って身体を支えることになり、特に、背中側に相当な負荷がかかります。また重心が前にかかるため、肩と胸の内側に力が入る一方で、背中側では後ろに引こうとする力が働くので、疲れがたまります。すると今度は、あごが前に出て骨盤が後ろに傾きます。人が集中するには、あごを引かなければなりません。しかし、その逆になるためだんだんボーッとして、さらに疲れがたまっていくという流れになるのです。

骨盤が後ろに傾くと、呼吸にも影響がおよびます。骨盤の動きと呼吸は連動していて、骨盤が膨らんだり縮んだりすることで人は深い呼吸ができるのですが、その骨盤が後ろに傾いて固定されると、呼吸が浅くなってしまうのです。

この他にも、パソコン作業は手書きでの作業より、肩や腰に負荷がかかりやすくなるという特徴もあります。

手書きの場合は、ペンを持っていない方の手を机について上半身を支えることができるので、前かがみになっても身体には思ったほど負荷はかかりません。しかしキーボードは、つねに両手で打ちます。ですから手で上半身を支えられず、その分だけ腰や肩などに負担がいくのです。

さらに、モニター画面からの光は紙より刺激が強く、目に対する負荷もかかります。

それでも画面に集中しようとして目を酷使《こくし》するので、目を中心にして頭が熱くなり、血流が悪くなった下半身は冷えて、「上虚下実」とは反対の状態になってしまいます。

パソコンを見る時は、首でバランスを取っている

パソコンのモニターやスマホ画面を見る時、大切な役割を果たすのが首の動きです。先ほど、身体はつねに微妙に揺れているとお話ししましたが、ふつうは頭もつねに微妙に揺れています。集中して画面を見ている時は一見すると、頭はただ静止しているように見えますが、実は首が細かく揺れて微調整しながら頭を静止しやすく支えています。そのおかげで、目は安定した位置で画面を見続けられるのです。

ところが、同じ姿勢を続けて身体全体が固まってしまうと、首の調節機能が弱まり、頭自体が揺れる現象が起きてしまいます。すると、今度は眼球自体が位置を調節しながら画面を見ることになり、疲れ目の原因になります。

頭が安定した位置にあることで、画面の文字や映像を楽に見られたのに、眼球自体が揺れる頭に対して視線をキープしなければならず、目が疲れやすくなってしまう。たとえるなら、ガタガタ揺れる乗り物の中で本を読んでいるのに近い状態になってしまうのです。

不規則に揺れる乗り物に乗って本を読んだりスマホを見たりすると、目が痛くなったりムカムカしたりする人がいますが、これは頭や首の動きが不安定な中で、目を酷使していることが原因です。

文字の列を追って読んだり、見たい部分に視線を走らせたりするためには、姿勢が微妙な揺れを吸収して首や頭が安定している必要があります。当然、身体が大きく不規則に揺れるほど平衡感覚が混乱して、酔ってしまうわけです。

また、安定した場所で目を使っていても、左右の姿勢バランスが不安定だと、視線が不安定で目が疲れやすくなります。目の疲れを感じる時、目そのものよりも姿勢の不安定の方の影響が大きいかもしれないのです。

整体の現場では、このようなケースは首や頭に直接アプローチする前に、骨盤と腰に弾力が生まれるように促します。首の動きと、骨盤の位置ややわらかさは連動しているからです。

自分自身で首の動きを調整するには、168ページのセルフメソッドがとても効果的なので、パソコンやスマホを使う時間が多い人は、ぜひ日常的に続けてみてください。

セルフメソッド

真上を見て首を反らす／首の緊張を解除する

その場ですぐ、首の緊張を解除する方法をひとつ紹介しましょう。

人が何かに集中しようとすると、まず頭を支えて姿勢を維持する力が働くため、首の上部と頭蓋骨《ずがいこつ》のすぐ下が硬くなります。ちょうど、頭と首のつなぎ目です。

ですから、パソコンのモニターを長時間見たり、書きものをしたりする際には、時々首の硬さを解除する必要があります。

方法は簡単で、その場で首を反らし、真上を見ればOKです。首の後ろ側で両手を組んで、反らした首を支えると完全に首の力が抜け、よりリラックスできます。

よく、がっかりしたり自分の手に余る状況になったりした時、人は完全にあきらめて「天を仰《あお》ぐ」姿勢になります。この姿勢になると、すべてを投げ出して力を抜いた状態になるので、頭蓋骨の下や首も自然にゆるむのです。

デスクワークで疲れた時に、首の後ろを支えて「天を仰ぐ」状態を作り、一時的にすべてを投げ出してゆったりするのがこの動作の目的です。実際に、真上を向いて口をぽかんと開けてみると、頭が空っぽになり、何も考えられなくなります。

疲れて停滞した頭の中身をいったん放り出して空っぽにし、頭の中の流れのつまりが取れてから、あらためて首を立て直して、〝再開のスイッチを入れる〟と、またよく流れ始めます。

空（天）を仰ぎ見る姿勢は首に入った力を解除します。日頃から意識して空を見上げる習慣を作ると、首の緊張が取れて身心がゆるみやすくなります。

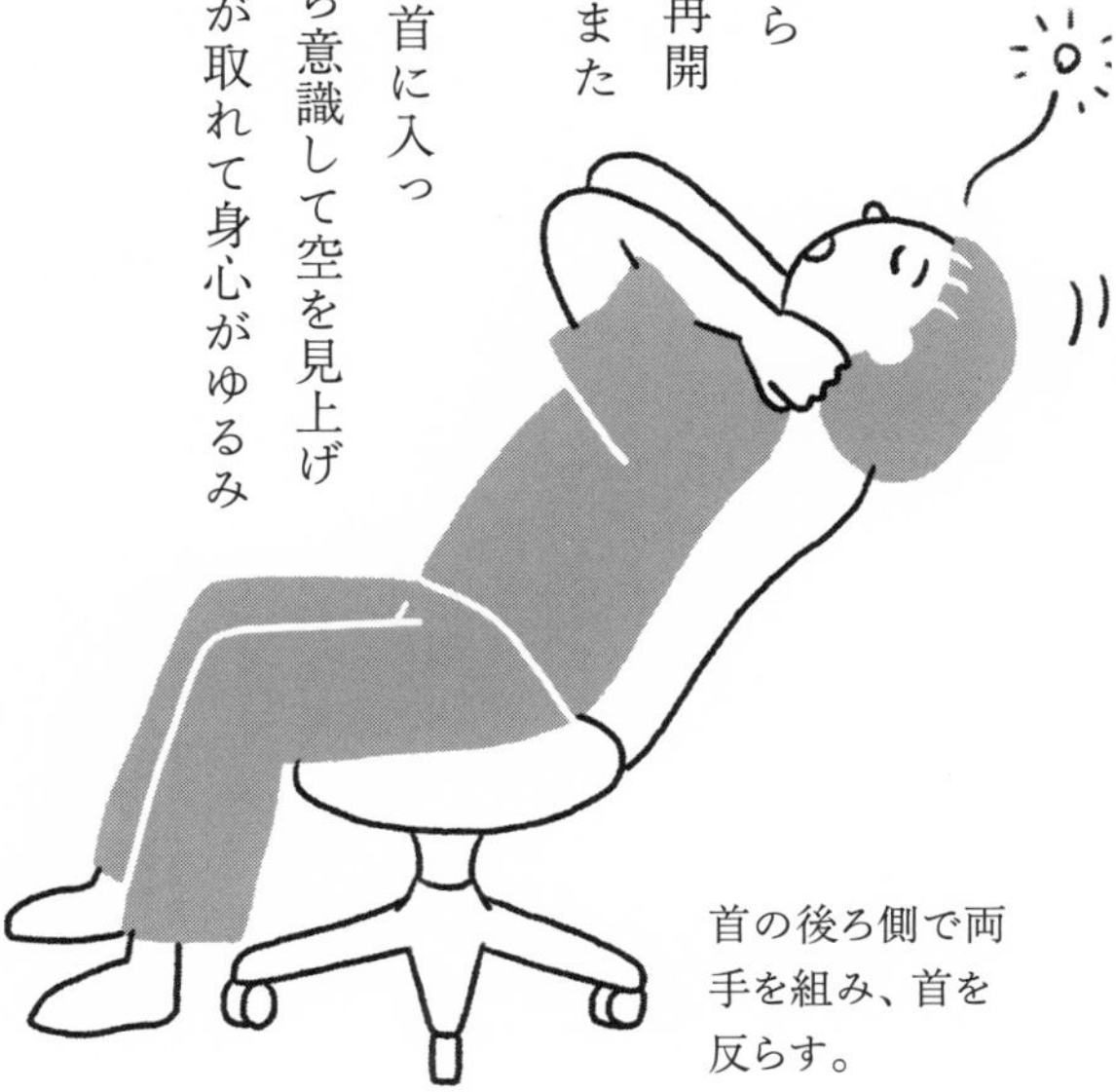

首の後ろ側で両手を組み、首を反らす。

行儀が悪い姿勢には、メリットがある

人の身体はよくできていて、無意識のうちに固まった部分をゆるめ、疲れを軽減させようとする動きをとっています。

たとえば、緊張が続く時に「貧乏ゆすり」をする人がいますすね。貧乏ゆすりはその人が無意識にやっていることですが、実は、股関節を動かして体幹の底から姿勢をほぐす効果があるのです。

それ以外にも私たちは、自分では意識せずに姿勢をほぐし固まらないようにしています。たとえば脚を組んだりひじをついたり、背もたれや壁に寄りかかったり……。そういった姿勢は、たいてい「行儀が悪い」「姿勢がよくない」と言われます。

しかし、身体がゆるもうとして本能的にやっていることですから、状況さえ許せば時々やっておいた方が身体にストレスはかかりません。

その他にも、たとえばデスクワークをしていて、ふとトイレに行きたくなったり、

席を立ってお茶を飲みに行きたくなったりするのも、身体が緊張を解いて休みたいと欲している証拠です。また椅子に座ってあぐらをかいたり、椅子の上に片脚だけ立てたりする人がいますが、これも無意識で自分の楽な姿勢、身体がゆるむ姿勢を選んでいます。

どんな動きが本人にとって心地いいのかは、一人ひとり違います。しかし、普段自然にとっている姿勢や行動がリセットになっていたり、自分の中でリズムを作っていたりすることに変わりはありません。

言い換えれば、自分自身の日頃の動きを見れば、自分の身体を調整していくすべを再発見できるのです。

では、私たちが無意識でリラックスするためにやっている、ゆるむ姿勢にはどんなバリエーションがあるでしょうか。

① 頬杖《ほおづえ》

A　両手のひじをついて、頭の重みを完全に預けている頬杖

机にひじをついて、両手のひらに頭の重みを完全に預けて頬杖をついている時、首はフリーになって力が抜けています。頭や目が疲れると、首も必ず疲れて硬く

なるので、頬杖をついて首をゆるめ、頭を空っぽにしてリラックスしようとしている姿勢です。

B 片方の手に寄りかかるような頬杖

片ひじをついて、左右どちらかの手に寄りかかる頬杖もあります。

たとえば、本や手紙を読みながらゆっくり思いをめぐらせたり、ゆったりと物思いにふけったりする時によくとる姿勢です。

左右どちらかに重心を傾けることは、リラックスの基本姿勢と言っていいでしょう。首を少し横に傾《かし》げるだけでも緊張がゆるみます。


第2章(*ii*)でくわしくお話ししますが、集中している時や精神が覚醒《かくせい》状態にある時は、あごを引いて首を立て、緊張を生む姿勢になります。首を完全にゆるめる頬杖は、そういったオンの状態から離脱し、身心の集中をオフにするのにとても有効な姿勢です。

前後左右どの方向でも、何かに寄りかかる行為はリラックスそのもの。その中でも、Aのように大きく前に寄りかかるのは、より深いリラックスになります。一方、Bのように左右に寄りかかるのが一番手軽で、よく見かけるリラックス姿勢です。

頬杖をつきながら口をぽかんとして上を見るのも、首をゆるめて頭を空っぽにする姿勢になります。放心状態の時や、あまりにびっくりした時も口をぽかんとしますが、これは無意識に首をゆるませているのです。

②机の上に足をのせて背もたれに寄りかかる

机の上に足をのせる行為はかなり行儀が悪いですが、背もたれに思い切り寄りかかれるので、リラックスします。椅子よりも少し足を高くするだけでも、首がゆるみやすくなります。

自分以外のものに完全に寄りかかって身を任せるのは、二本足で立つ姿勢そのものをオフにするということでもあります。姿勢をいったんリセットし、リフレッシュして、良い姿勢を再生するための最高の姿勢と言えます。

③腕組みをする

腕組みをすると、胸や肩がゆるんで呼吸が落ち着きます。

人と話している時にやると相手を見下しているように見えてしまう場合もありますが、お互いの関係が対等であれば、人と人の間の緊張感をゆるめる効果もあります。浅く腕を組むと、みぞおちを含めて胸の下がゆるみ、深く腕を組むと胸の真ん中がゆるみやすくなります。また腕を組んで、さらに首を軽く傾げると、ひと息つきながら頭を休める効果があります。

④ひじをつく

テーブルや机にひじをつく姿勢も、片ひじの場合はみぞおちのまわりと胸の下が、両ひじの場合は胸の真ん中がゆるみやすくなります。ひじに身体が寄りかかるほど、行儀は悪く見えますが深くリラックスします。

机の上に手をのせるだけでも、肩や胸が軽くゆるみます。さらに両手を組むと胸がさらにゆるみやすくなります。

テレビのニュース番組などでは、キャスターや解説者が机の上に腕を置くのがスタンダードな姿勢になっています。出演者自身の緊張をゆるめると同時に、視聴者に語りかけるような親しみやすい雰囲気が生まれます。

⑤脚を組む

脚を組むと骨盤がねじれるので悪い姿勢と言われやすいのですが、脚を上にのせている側は骨盤の緊張がほぐれます。

ただし、ずっと同じ組み方を続けていると姿勢が固まってしまいます。適度に組み方を変えたり、時々、脚を組まない時間を作ったりすれば問題ありません。

長時間座っていると疲れて骨盤が後ろに傾き、そのまま姿勢が固まってしまいますが、足を組むことで、骨盤が後傾して固まるのを少しやわらげることができます。

⑥ポケットに手を入れる

ポケットに手を入れるのも、肩と胸を軽くゆるめる姿勢になります。

ポケットに手を突っ込むことで、腕の重みがわずかに下から支えられます。それだけで肩のまわりの力が抜けるのです。

このように、一般的に「良くない」と言われる姿勢を見てくると、大体において身心をリラックスさせるための姿勢だということがわかります。良いと言われる姿勢でも、ずっと続けていれば疲れます。姿勢の一部が固まり、自然とゆるめたくなるのです。日常で私たちがついやってしまうこのような姿勢は、「持続可能」な自分自身でいるための工夫でもあります。

もちろんTPOはわきまえなければなりませんが、一人でいる時や気のおけない相手といる時は「だらしない」「行儀悪い」といった意識を脇において、自分のとりたい姿勢をとるのが、身体にとっては得策と言えるでしょう。

伸びやあくびも、身体をゆるめるためにはとても効果的です。

その効能や、自分であくびを出してゆるむ方法などは、第3章（ⅲ）で紹介するので参考にしてみてください（161ページ）。

基本姿勢チェック 床の上に寝て、背中の感触を確かめる

今の自分の姿勢が自在に動けるリラックスした状態なのか。それとも、ゆるむ必要があるこわばった状態なのか。ちょっとチェックしてみましょう。

姿勢の状態を知るために一番わかりやすいのが、寝た時の背中の感触です。

床の上に、仰向けに寝てみましょう。ヨーガのシャバーサナ（死体のポーズ）と同じで、全身が脱力し切った状態です。

この時、背中全体が床に気持ちよく触れている体感、つまり、床にクターッと身をゆだねている体感があれば、良い姿勢。身心の安定そのものの姿勢です。

逆に、床と腰の間に手のひらが入るような隙間ができるのであれば、身体のどこかが疲れていたり緊張したりしている証拠です。

仰向けに寝て全身の力を抜く

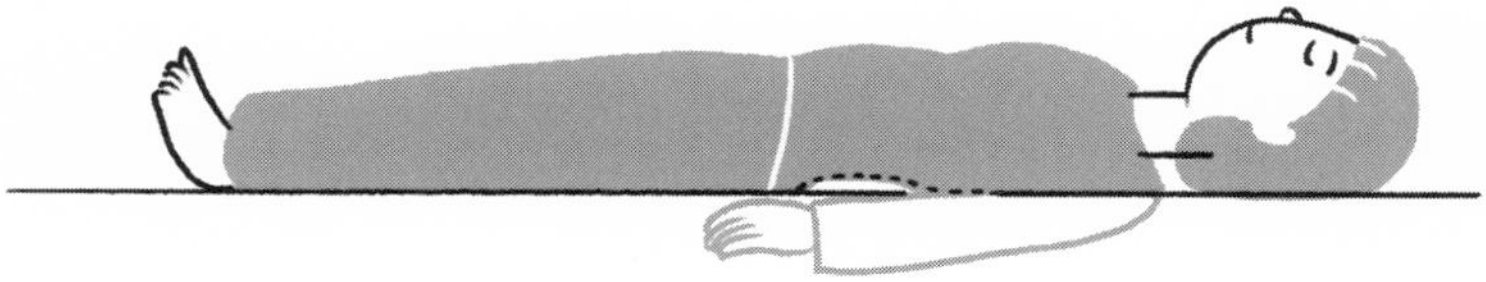

床に腰がピッタリつくのがリラックスした“良い姿勢”（腰と床の間に手を入れてみるとわかりやすい）。「良い姿勢」に見えても、腰が床から浮いていれば姿勢にこわばりがあり、良くリラックスできていない。

姿勢のバランス動作の中でも、どの動きにこわばりや疲れがあるのかチェックするために、バランス動作の要素を①左右②前後③ねじれ④上下⑤開閉に分けて、それぞれのチェック法を取り上げていきます。

姿勢のバランスに直接関わるのは、①左右②前後③ねじれの動きですが、④上下⑤開閉は集中↔リラックスといった全身の身構えのバランスに関わるといえます。

ここで左右バランス（左右の腸骨の前後の動き）のチェック法が一番目になっているのには理由があります。これまで平衡感覚の重要性に繰り返し触れてきたことにつながります。姿勢の安定性がここにもっとも敏感に表れるからです。やわらかな姿勢を生む発信元になります。

姿勢に弾力性がある人（一般的には若い人）にとっては、仰向けに寝てただ片脚を持ち上げることなどまったく手応えがないかもしれませんが、それがちょっと重たくなるだけで、足元が不安定になったり、姿勢のしなやかさが失われて動きもぎこちなくなってしまうのです。

のちほど185ページから「姿勢バランス回復体操」として、姿勢バランスの要素それぞれについて、こわばりや疲れをゆるめるメソッドを紹介します。

それでは実際にひとつずつチェックしていきましょう。

要素別・姿勢バランスの疲れチェック①

腸骨の前後の動きの弾力（左右バランス・消化器・腰椎２番）

仰向けに寝て、片脚ずつ10センチほど持ち上げる。どちらも重さを感じず、スッと持ち上がるのが本来の状態。

◎重い感じがする場合、みぞおちのまわりが張っている。腸骨の動きが固くなっている（＝腸骨筋・大腰筋が疲れている）可能性がある（１８７ページのセルフメソッドへ）。

＊ふつうはほとんど重さを感じない。ちょっとでも重い感じがすれば、腸骨の動きが硬い＝腸骨の内側と大腿骨《だいたいこつ》の間にある腸骨筋がうまく働かなくなっている。

＊40代以降は、重く感じることがだんだん多くなりやすくなる。更年期、老化初期の指標にもなる。

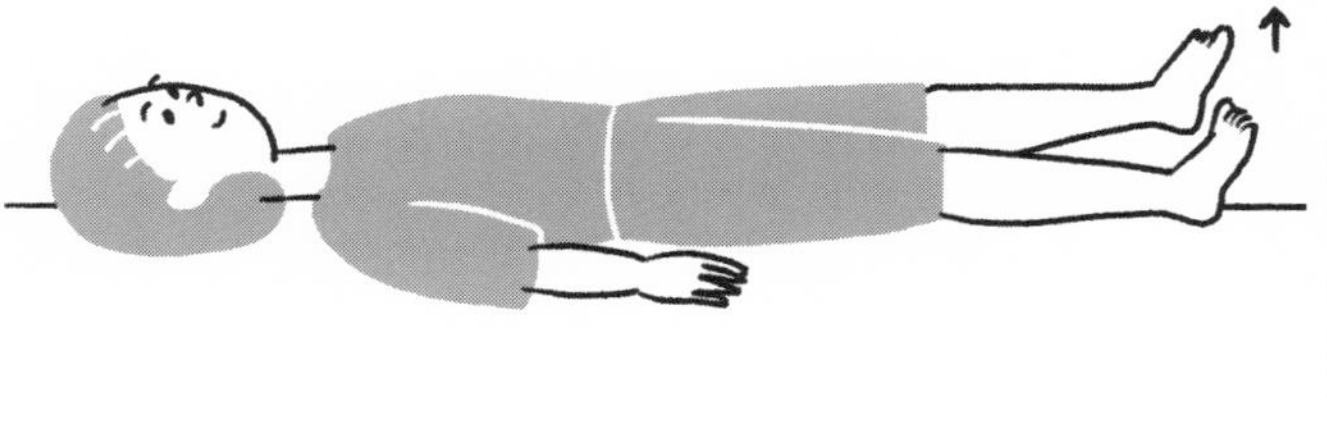

要素別・姿勢バランスの疲れチェック②

腰仙関節（腰椎と仙骨のつなぎ目）の弾力（前後バランス・呼吸器・胸・情報疲れ・暑さ疲れ・腰椎5番）

うつ伏せで片脚ずつ10センチほど持ち上げる。

◎脚が持ち上がりにくく重く感じるほど、胸の真ん中と腰仙関節が固くなっている。

＊本来はほとんど重さを感じないほどだが、情報疲れ、スマホ姿勢で固まるほど重くなる。

＊夏バテすると重くなりやすくなる。

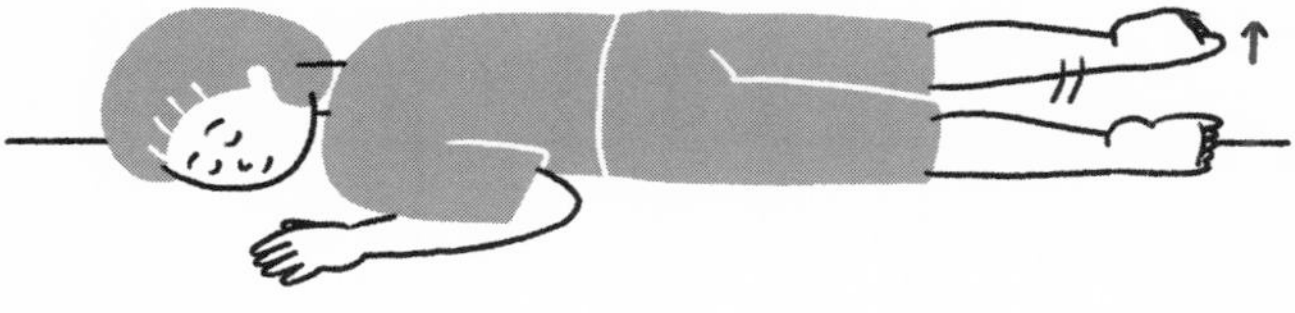

要素別・姿勢バランスの疲れチェック③

へその真裏の弾力（ねじれバランス・冷え・腎臓・腰椎３番）

仰向けに寝てそのままお尻・腰を持ち上げる（手で支えず腰の力だけで持ち上げる）。

◎重く感じるほど腰＝へその真裏が硬くなっていて脇腹の力が抜けている。

*疲れチェック①と比べれば持ち上げにくく感じるのがふつう。軽い時は腰だけでなく背中の上の方まで持ち上がる。本当に重い時はどうやって持ち上げたらよいのかわからない感じがする。

*足腰やお腹の冷えが強い時も重くなる。

*重い時と軽い時の振り幅が大きい人は、ねじれバランスの感受性が強く、湿度に敏感に反応し、湿度が高くなると極端に重くなる。

*70代以降は誰もが重くなりやすくなっていく。

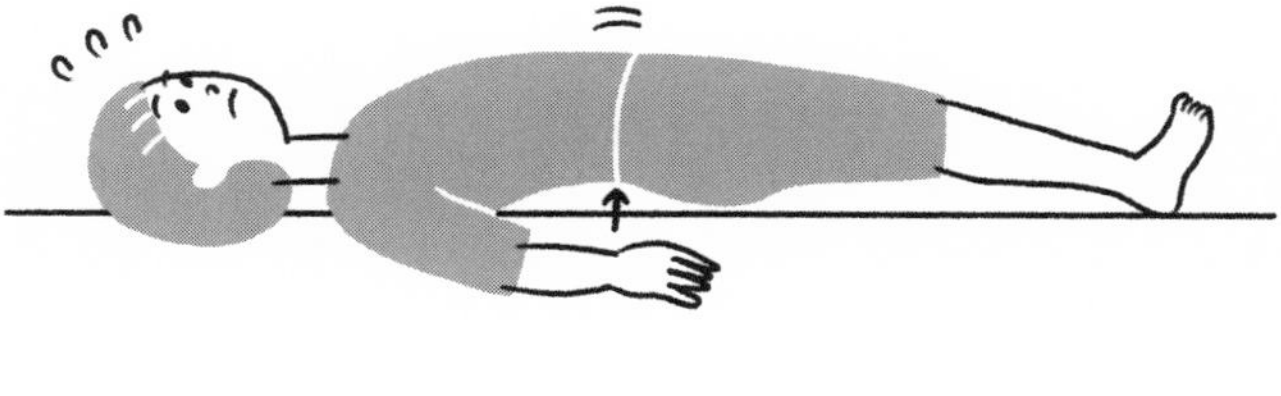

快適な姿勢バランスは、左右バランス・前後バランス・ねじれバランスの適度なゆらぎから生まれます（162ページ参照）。

その連携の結果として、姿勢の上下バランスは、特に頭を支える首がしなやかで、下半身が力強く、体幹から頭に向かって上にいくほど軽やかな体勢になります。

その上下バランスをチェックしてみましょう。下腹の力の集中に対して、首やみぞおちに力が入りすぎているかどうかをチェックします。

＊ただし、第2章（ii）でくわしく説明することになりますが、上下バランスそのものに人によって偏りや感度の差があります。つまり持ち上げる脚が重く感じやすいタイプの人がいることも考慮に入れておきましょう。（143ページから紹介する「体癖」の中の頭脳型の人の傾向です。ただしその場合も、少しでも軽くなる方が良いです）。

要素別・姿勢バランスの疲れチェック④

首の弾力（上下バランス・目・首・頭の疲れ・腰椎1番）

仰向けに寝て、両脚を伸ばした状態で10センチほど持ち上げる。

◎重く感じるほど首・頭・目が疲れている。軽く感じるほど頭がリラックスしている。

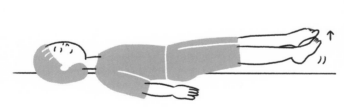

要素別・姿勢バランスの疲れチェック⑤

骨盤開閉の弾力（開閉バランス・冷え・生理・腰椎4番）

開閉バランスは集中（骨盤閉）↕リラックス（骨盤開）。生理（月経）のリズムにも関わり、全身の緊張・脱力という体勢の基本になります。

ひざを曲げて足の裏を合わせ（右ひざを少し余分に曲げる）、お尻を持ち上げる。

◎ふつうはまったく重さを感じないが、重く感じるほど下腹の力が思い切り抜けているか、骨盤の開閉が固くなっている。

＊80代になると、個人差も大きいが、どんどん重くなりやすくなる。

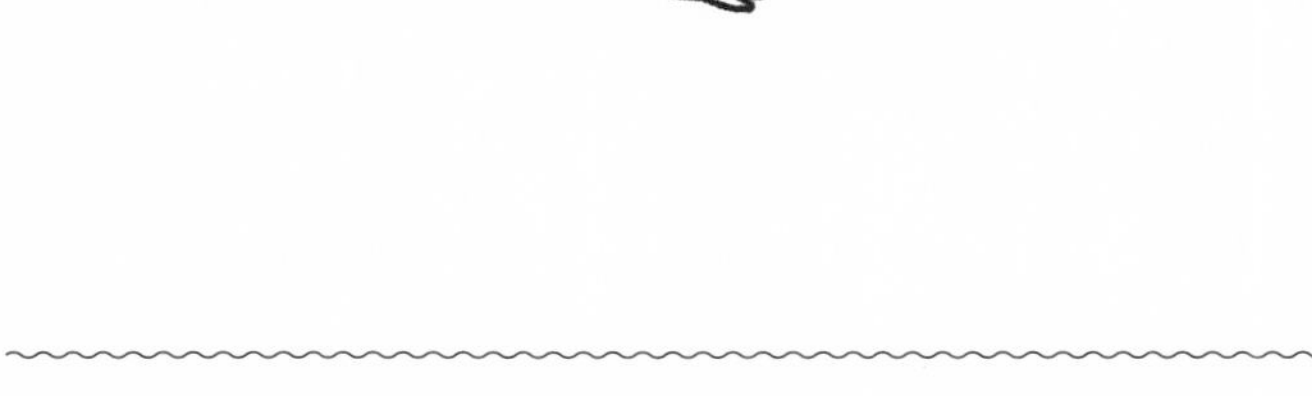

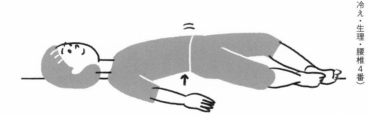

たとえば出産直後は、下腹の力がまったく抜けているので、左右、ねじれ、前後、上下、開閉のバランスどれもが弱くなり、重く感じるのがふつうです。

特に開閉バランスには、産後の回復＝下腹の力の回復がビビッドに表れます。産後の下腹の力は自然に回復するので、軽く持ち上がるようになるまでは無理をしないようにしておくと、妊娠－出産前よりも、特に生理痛や頭痛、ＰＭＳ（月経前症候群）などの性ホルモンに関係する体調が良くなります。それをキッカケにさらに体調全般が安定しやすくなります。

逆に下腹の力が回復しないうちにがんばりすぎると、身心の不調を招くキッカケにもなります。

産後の回復は、個人差も大きいですが、若い時ほど早く、高齢になるほど遅くなります。

産後には、開閉バランス＝骨盤の開閉の弾力をチェックしながら、仕事などの〝復帰〟のタイミングを計っていけると、長い目で見た健康と元気につながります。

あらためて整理しておきましょう。

腸骨の左右バランスの動き、そして仙骨の前後バランスの動きがなめらかに連動すると、複合してねじれバランスの動きもなめらかになって「腰の切れ」がよくなり、体幹→手足へと螺旋状にしなやかに力が伝わります。

左右－前後－ねじれの動きが滑らかに協調して、精妙で自在な姿勢と身のこなしが生まれるのです。

ii

姿勢と心の関係をひもとく

集中するための姿勢の変化3ステップ

良い姿勢で過ごすには、オンとオフの切り替えが大事だと第1章（i）でお話ししました。では、オンになって集中している時、姿勢はどうなっているのでしょう。何かに集中しようとする時、人の姿勢は必ず前傾し、積極的になって対象物に向かおうとする「前向き」の姿勢になります。

前向きの姿勢には、次の3つのステップがあります。

第1ステップは、あごを引いて首を立てる動きです。意識を起動させて何かに注意を向けるための起点となるのが、あごを引くという首の動きなのです。第1章（i）でお話しした姿勢バランスの要素でいうと、上下バランスになります。

あごを引くと姿勢は少し前に傾き、集中体勢に入ります。逆に、あごを上げれば後ろに傾き、集中が解除されます。あごが上がって上を向いている時には、頭は休んでボーッとしている姿勢になります。

ただし、考えすぎて頭がオーバーヒートしたり、緊張しすぎたりしてあごに力が入り、歯を食いしばってしまうと首が固まります。すると、姿勢バランスが不安定になり、意識が空回りしやすくなります。

集中状態が続くと目や頭が疲れますが、これは首が疲れた結果、姿勢をやわらかく保つバランスを取れなくなったことを表しています。

頭はクールで軽い方が良く、〝頭でっかち〟は不安定。首がやわらかく立っているほど姿勢全体が安定し、頭の中の回転も集中力も、安定します。

第2ステップは身を乗り出し、上半身を前に傾ける動きです。姿勢バランスの要素では前後バランスになります。

目の前のことに興味を惹《ひ》かれると、上半身が前に引っ張られるかのように傾きます。「知りたい」「関わりたい」という意欲が、前向きの姿勢に表れるわけです。

人の上半身は、何かに対して積極的なら前へ動き、消極的ならそのままの状態。嫌だったりつまらなかったりしたら上半身を後ろに引きます。面白くて盛り上がればより前に傾き、興ざめすれば「引く」のです。

この時、センサーになるのが胸の真ん中にある膻中《だんちゅう》というツボです。のちほどくわしくお話ししますが、この膻中が物事に直接反応して、胸の真ん中が前に引っ張られるようにして動き、身を乗り出す姿勢を作ります。

意識が集中するほど姿勢は前に傾き、足の親指側に力がかかって骨盤が縮みます。逆に、リラックスするほど姿勢は後ろに傾き、足の小指側に重みがかかり、骨盤はゆるみます。

第3ステップは、私が「食いつく姿勢」と呼んでいる動きです。姿勢バランスの要素としては開閉バランスになります。

目の前のことに対して強く関心を持ち、真剣に、あるいは必死になるほど姿勢は前に大きく傾きます。人は興奮して集中すると、より動物的な感じになって、目の前の「餌《えさ》」につられて、食いつきそうな勢いになるのです。

たとえば17世紀オランダのレンブラント「テュルプ博士の解剖学講義」の中でも、特に「かぶり

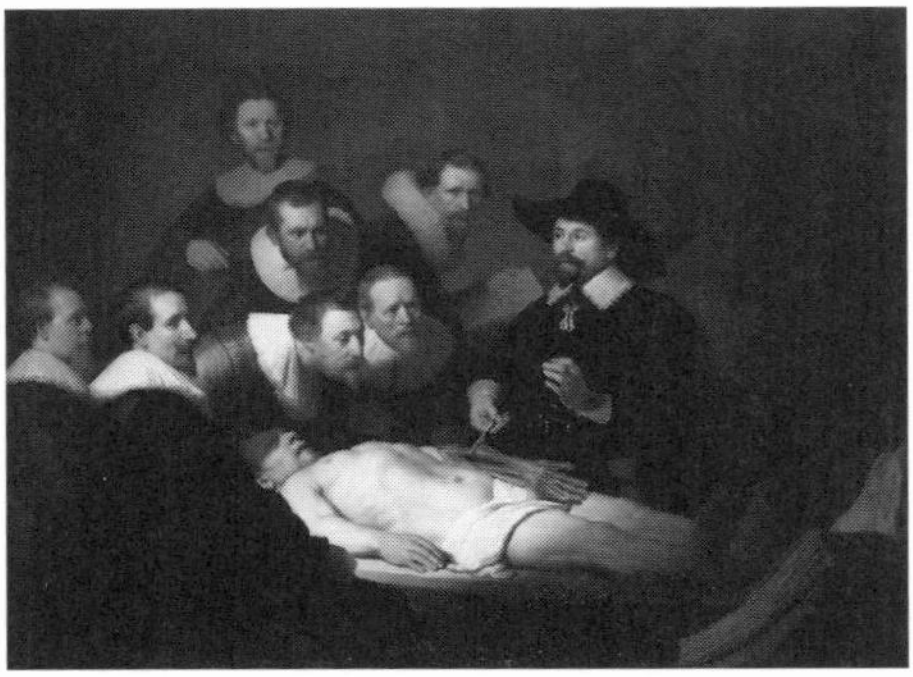

食いつく姿勢
（レンブラント「テュルプ博士の解剖学講義」1632年）

つき」で観ている人。ほんとうに食いつきそうな姿勢になっていますね。

すると、上半身とのバランスを取るため、下腹をグッと引き締めて支える必要があります。ですから、第2ステップより骨盤をさらに縮め、足の親指側に重心をかけて踏ん張る状態になります。

何かに「食いつく」のは生存本能ですし、生きる力に直結します。また、物事に取り組む勢いや集中力そのものを表しています。

ただし、前に突っ込みすぎると、興味を持ったものに溺《おぼ》れたり、〝沼〟にハマりやすくもなります。また下腹の支えが弱いと、食いついた自分自身が逆に釣られる魚のように振り回されることになってしまいます。

体力と集中力のある人ほど、つい突っ込みすぎたりハマりすぎたりしやすいもの。集中力がある人ほど、安定した姿勢を保つのはかえって難しいとも言えます。

「食いつく姿勢」になって、目の前のものに身体ごと引っ張られそうになると、姿勢のバランスはどのようになるでしょう。

頭、特に口から首、体幹へつながる力のバランスは、超大物が掛かった釣《つ》り竿《ざお》に似ています。

超大物が掛かると釣り竿の先がグイグイ引っ張られるので、竿を持っていかれないように、竿尻（根本）は釣り人の下腹に固定され、その部分が竿を引っ張り返すテコになります。人の身体にたとえるなら、竿尻は骨盤底（骨盤の下の部分）です。大魚を釣った釣り竿は大きくたわみますが、人の身体も目の前のものに強い興味がいくと上体は大きな魚にグイグイ引っ張られ、身体ごと持っていかれないように引っ張り返すためにグンと踏ん張って、下腹に強い力が入り、骨盤がギュッと縮みます。この時身体も、たわんだ釣り竿のような体勢で上半身を支えることになるわけです。実際に釣りの映像を見ると、大きな魚が掛かったときほど人竿一体となって〝大物釣りの姿勢〟になる様子がわかります。

このように、高度な集中を支える姿勢の内的なバランスは、「重心が前がかりになる」「前がかりになった上半身を支えるために、下腹の骨盤を縮める力が強まる」の2つの動きの均衡によって保たれていると言っていいでしょう。

たとえば将棋や囲碁の対局を観ていると、棋士によって集中するほど重心が前がかりになって「悪い」姿勢になる人もいれば、比較的まっすぐな姿勢を保つ人もいます。

また、前に傾いたり身体を後ろに引いたり、ねじったり横に倒したり、姿勢の変化が小さい人から大きい人までいろいろです。一流棋士の対局中の姿勢は集中の極みの下にあるわけですから、どの場合も集中するための必然的な動きと姿勢のはずです。上半身と下腹（骨盤）の内的バランスは同じだと言えそうです。

集中の体勢とリラックスの体勢

集中しようとする時、人はお腹の下の方にグッと力を集めます。何かをギュッとつかむように、身体全体を縮めて意識を一点に集めるのです。

一方、リラックスする時には、とにかく全体の力を抜きます。自分自身を解放するように、手足を放り投げるような気持ちで脱力します。

第1章（i）でお伝えしたように、疲れや不調の原因は、姿勢が固まることです。そうならないためにオン・オフをつねに切り替え、自在に緊張とリラックスの状態を行き来できるようにすることが大切です。

たとえば小学生が家に帰って、ランドセルを乱暴に投げ出すのも、一種の脱力です。学校の緊張をオフにする意味で、ランドセルを投げると緊張がゆるむのです。

大人はさすがにカバンを投げ出すわけにはいきませんが、緊張していると気づいたら、リラックスできることをやるのが有効です。

また生活の中にリズムがあり、両者のメリハリがはっきりついていた方が疲れはたまりません。日常の中にメリハリがあることで、身心のバランスが保てます。

ある時間は、ひとつのことに集中する。それが終わったら「ああ、疲れた」と脱力してリラックスする。そうやって、自分で集中度をアップさせたり、リラックスを促進したりする工夫が、結果的に身体をゆるめます。

そうすると、自分自身のパフォーマンスも良くなります。

たとえば、いいアイデアを出そうと机に一生懸命かじりついていても、なかなか名案は浮かびませんが、お風呂に入ったりトイレに行ったりしている時にフッといいアイデアが浮かんできたりするものです。

身体がゆるんでリラックスしているから、緊張している時は思いつかない視点で物事を考えられるのです。

「忙しくて、しばしばリラックスしていられない」という人は、仕事中にトイレに行ったりお茶を淹《い》れに立ったりするだけでも随分違います。そういった行為は緊張を解除することになるとお伝えしましたが、短い時間であっても、いったんゆるむことで、その後グッと集中しやすくなります。

ちなみに、どの場所で集中できるのかは、人によって違います。それを把握しておくことも大事です。

たとえば、一人になれる自室、ザワザワした雰囲気のカフェ、広々としたリビング、移動中の電車など、集中しやすい場所があるはずです。在宅勤務中に仕事する場所をひんぱんに変えたり、ノマドワークでカフェをはしごしたりするなど、よく移動する人がいますが、それは身体の欲求でもあるので、ある意味、合理的な選択だと言えるでしょう。

焦る時ほどひと呼吸置く

「順調な感じ」とは、スムーズに前に進んでいるという体感があることです。

能動的かつ積極的な気持ちで、今にも動き出そうとする時、重心は前がかりになります。何かに意識を向けると首を立てる力が働き、同時に足先に力が入り、かかとがわずかに浮いて、重心は少し足先に移ります。

ところが過剰に意識が強まって、首に力が強く入ると緊張も強くなり、いわゆる「上がる」「頭がまっ白になる」状態になります。

同時に足元では、かかとが浮いて落ち着かず、浮足立った状態になり、意識が空回りしやすい体勢になってしまいます。ですから、首の緊張は〝適度〟に保たれる必要があるわけです。

また前向きになったり、前に踏み込んだりするのは積極姿勢ですが、それが行きすぎて「前のめり」になることには注意が必要です。気持ちが前へ行きすぎると上半身だけが前傾し、足腰がついていかない体勢になるからです。

人間は何かに関心を持ったり急いでいたりすると、つい前のめりになりがちです。そうすると、前に向かって力がかかるので上半身だけが先に前に行き、バランスを取るために骨盤は後ろに傾きます。

すると、姿勢のバランスから見れば、下半身は消極姿勢である「および腰」と同じになって、胸だけが前に出てバランスを失います。

実際に脚を動かして前進していたり作業をしていたりして、気持ちと同じスピード感で物事が進んでいれば、まだ問題はありません。しかし、物理的に身動きがとれなかったり物事が進められなかったりする状態だと、気持ちだけ焦って姿勢も固まってしまいます。

逆に、本当は取り立ててやることがなく焦る状況ではないのに、前のめりの姿勢をとることで、何かやらなければといった焦燥感《しょうそうかん》にかられるケースもあります。

心が焦っている時は、自分がどんな姿勢をとっているか、見直してみるといいでしょう。

ひと呼吸置くだけで、姿勢のバランスが回復する

バランスの良い前向きな姿勢を保つには、上半身に連動して骨盤が前に傾くことが大切です。骨盤が前傾し、腰から前に動くことで前進する駆動力《くどうりょく》が生まれます。

一見すると同じく前に進んでいるように見えても、何かに追い立てられると姿勢バランスは崩れ、および腰になり前のめりになってしまいます。しかし、自発的に前に

進もうとしていれば、骨盤は無理なくなめらかに前に傾きます。そういう姿勢の時は、気分も良く勢いに乗るのです。

何事も「スピード感を持って」などと言われやすい時代なので、つい目先のことを早く終わらせなければと焦りがちですが、そうするとかえって、物事がすんなり進まないことも多々あります。実際に「早く対処すればするほど、やらねばならないことが増える」と感じている人は多いのではないでしょうか。

実は、やるべきことが多い時ほど、むしろ対応するタイミングを少し遅らせる方が、物事が順調に進む体感が得られます。タイミングが若干遅れることで「前のめりの姿勢」をリセットして、足腰と胸が連動する安定した「前向きの姿勢」を回復するキッカケになるからです。

ほんのひと呼吸遅らせるだけでも姿勢の弾力が回復し、順調に前に進むようになります。気持ちが焦る時ほど、このことを意識しておきましょう。

時々立ち止まったり、寄り道したりしながら進む

集中の第2ステップでは、上半身が前傾したり後ろに引いたりするとお話ししまし

た。日常の場面でその動きを確認してみましょう。

たとえば映画を観ているとします。

興味を持って観ているのですから、基本姿勢は少し前かがみです。シーンが盛り上がればもっと前に傾きます。怖い場面になれば、逆にのけ反ることもあるでしょう。盛り上がるシーンが続いてから、何げない景色にシーンが転換すると姿勢は中立に戻ります。

しかし、延々と盛り上がりっぱなしで前傾姿勢が続くとくたびれてしまいます。結局、盛り上がりと盛り下がりの波がメリハリとなって前後の姿勢が適度に揺れていると、その間ずっと面白く、かつ気分がいいわけです。

つまり映画は、ストーリー展開によって姿勢をほどよく前後に揺さぶるように作られているわけです。

また人の身体は、感情を刺激されると左右に揺れるしくみになっているので、映画では笑いや涙や感動を呼び起こし、観客を左右に揺さぶるようにも作られているのです。生活の中で感情的ストレスがたまっていれば胸の左右の動きが固まります。「胸を揺さぶられる」「涙が止まらない」という時、姿勢バランスの左右の緊張が解除され、大きくゆらぎながら胸の左右バランスの硬直がリセット・浄化されるのです（本章

116〜119ページで詳述）。

クルマが急カーブを曲がったり飛行機が左右に急旋回するような加速感のあるシーンも、左右の姿勢バランスを躍動させ、感情を高揚させます。そのあとにたとえば窮地を脱した主人公たちが左右に並んでリラックスするシーンへとつながれば、感情の高揚から深いリラックスへ導かれるわけですね。

一方、現実はどうでしょう。当然ながら、映画とは違います。日常では、つねに自分自身が主人公で物語が展開します。

物事が展開していけば事態はどんどん前に進みますが、行き詰まると前に進めず、押し返されるような圧力を感じます。また問題が解決すると、前に進む体感があり、順調に行っていると感じます。

壁にぶつかって前に進めない時には、その問題を力技で突破できることもあるかもしれませんが、方向を変えて回避することもあるし、しばらく立ち止まっているうちに壁が自然に消えていくこともあります。

さまざまな経過の中で、時間は体感的に前に進みます。生きて活動しているのは基本的に前に進むことですが、「つねに前に進まなければいけない」と言われれば、背中を押されっぱなしでちょっと息苦しい気がします。

人生は、まっすぐ前にばかり進むのではなく、左右に身をかわしたり、立ち止まって休んだり、寄り道したり、ぶらぶらしたりしながらという感じがいいですね。

また、生きるとは一生懸命になる＝しがみつく↓しがみつきすぎて苦しくなる↓あきらめて投げ出す＝身を投げ出す↓身が浮かぶ（＝救われる・回復・再生する）のサイクルの繰り返しです。ずっとしがみついていると、いつのまにか、もうしがみつく必要もないのにしがみつく姿勢のまま固まっていることも多いです。執着という、悩みの典型ですね。

「身を捨ててこそ浮かぶ瀬もあれ」です。浮かぶ、浮かばれる（報われる・うまくいく）には、しがみついている手を離して身を投げ出す思い切りが要るのです。

日常的にオン・オフの切り替えができているかチェックしてみましょう。

セルフメソッド　オンオフの切り替えチェック

A　仰向けに寝てひざを立て、脚を片方ずつ脱力しながら投げ出す

①布団の上に仰向けに寝て、両ひざを立てる。

②片方のひざの力を抜いて、バサッと投げ出す。数呼吸そのままリラックス。もう片方のひざも同じように脱力して投げ出す。

◎投げ出した両脚が完全に脱力し切った感じがすれば、オンとオフの切り替えがうまくでき、リラックスできている状態。

B　片手を上げて、腕の力を抜いてストンと落とす

①立っていても座っていてもいいので、片手をまっすぐ上にぐーっと伸ばす（両手を上げる方が気持ちいい人は両手で）。

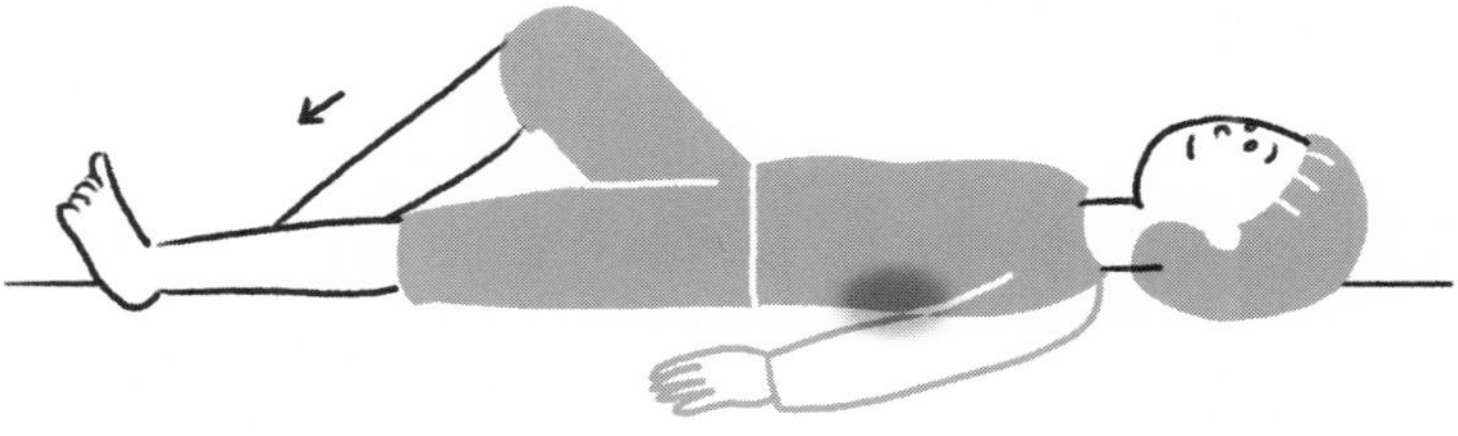

②腕の力を完全に抜き、ストンと落とす（両手だと人によっては難度が上がる。上げやすい方の腕だけでも大丈夫）。

③首をぐっと反らせ、同時にかかとも浮かせるとより良い。

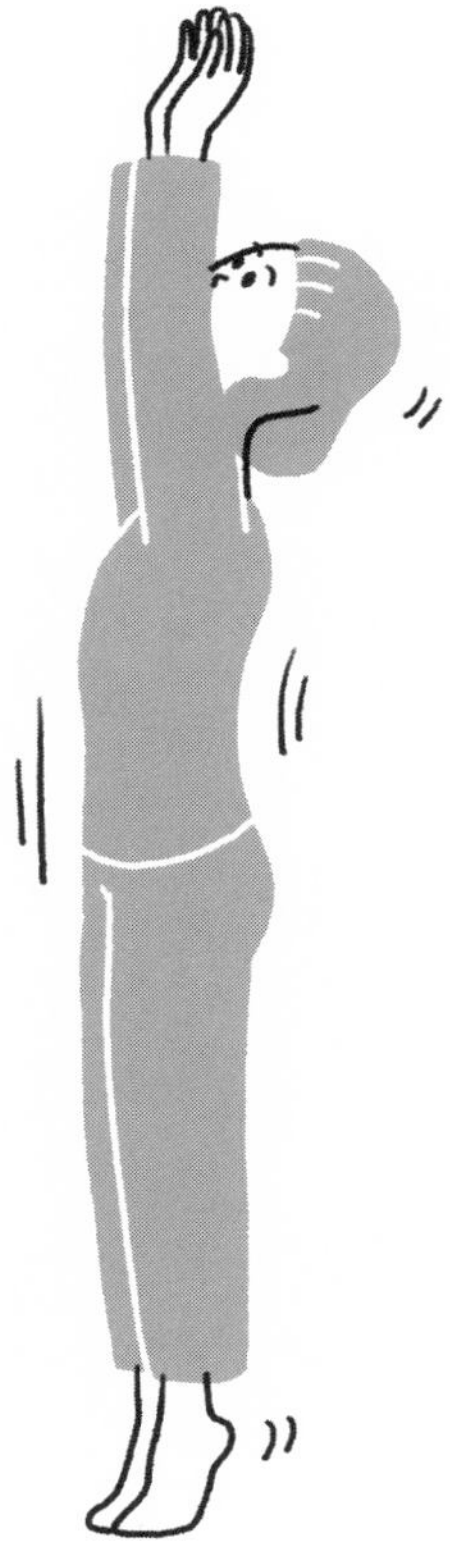

ポイント

●A、Bどちらをやる場合も、ポーンと手や脚を投げ出すようにして、よく脱力した感じになればOKです。

その時、完全に力が抜け切った感じがすれば、オンとオフの切り替えが比較的うまくできていると考えていいでしょう。

しかし緊張状態が強いと、自分では力を抜こうとしても、うまく脱力できないこともあります。自分がきちんと脱力できているかは、自身の体感でわかるので、ぜひ実際にやって感じてみてください。

セルフメソッド オンオフの切り替えができているかチェック

力が抜け切っていない感覚や、スムーズにストンと投げ出せない感覚がある場合は、A、Bどちらでもいいので、①②を2、3回繰り返す。

ポイント

たくさん繰り返しても、反応はだんだん鈍《にぶ》っていくので、基本は1回。うまくゆるまなかった感じがしたら、2、3回やれば十分です。

それでうまくいかなければ「今はうまく力が抜けない状態なんだな」と、とりあえずあきらめましょう。どうしても力が抜けない現状を確認するだけでも、意味があります。それだけでこわばった姿勢、行き詰まった気分のリセットのキッカケになります。他のセルフメソッドで気になるものに取り組んだり、リラックスできる時間を増やしたりして、またしばらく時間をおいてから、あるいは別の機会に、AやBを試してみましょう。

「スマホ姿勢」は、なぜ悪いのか

集中と姿勢の関係を理解したところで、今や人々にとって欠かせない存在となったスマホを見る時の姿勢（スマホ姿勢）と心の動きについて考えていきます。

第1章（*i*）で、スマホを見ると姿勢が前かがみになり、腰や背中に負荷がかかると説明しました。「スマホ姿勢」とはひと言で言えば、その前傾姿勢がくたびれて固まった姿勢です。

これは、指先ひとつで手軽にいくらでも情報を与えてくれるスマホの機能がもたらしたものだと言えるでしょう。

かつて情報は「取りに行くもの」でした。何かについて、くわしい情報を知りたければ、自分自身が動いて、見たり聞いたり資料を探したりする必要がありました。たとえば、国会図書館には膨大な書籍や資料がありますが、それを調べるためには、自分自身が動いて電車に乗ったり歩いたりして、現地まで出向かなければなりませんでした。

しかし今は国会図書館のウェブサイトに入れば、どこからでも自由に閲覧《えつらん》やダウンロードができます。

自分が「身体ごと動いて情報を手にすること」と、その場で「姿勢が前に傾くだけで情報に接すること」には、大きな落差があります。

情報を取るという行為には、当然考えるプロセスが含まれますが、その過程の中に、「自分の身体が動くこと」と「情報を入手すること」がセットになっている方が、上半身と骨盤が連携して前傾し、動的バランスが生まれやすくなります。その結果、思考も前に進みやすくなります。

情報を取ろうと姿勢が前に傾く時は、陸上競技のスタート&ダッシュの時と同じように息を吐くのが基本です。実はこの間に、私たちは考えも前に進めています。思考が前に進む体感は、この動きの中にあるのです。

実際、考えが行き詰まった時に歩きながら考えると、思考が前に進みやすくなるという人もいます。この時、歩くことで骨盤を前後に動かし、骨盤の呼吸運動をスムーズにしながら思考の流れを促すといったことが起きています。これもひとつの身体の智恵です。

スマホ姿勢では、息をつく暇がない

一方、移動せず居ながらにして情報に接していると、胸だけが高速で動いて応答します。つまり上半身の前後運動だけで、ことがほぼ済んでしまいます。

自分が動いて情報を取りに行くことが「スタート&ダッシュ」だとすれば、〝居ながら応答〟は、「スタート&超短ダッシュ」の高速反復だと言えるでしょう。

〝居ながら応答〟をするたびに、胸は縮んだりゆるんだりするので、とても忙しく、息つくヒマもありません。短いストロークですから吐く息が短く、十分吐き切らないうちにすぐ息を吸うという呼吸のパターンになります。

さらに、〝居ながら応答〟では胸だけが応答運動（前後運動）をするため、骨盤は連動して前傾しません。それも姿勢が固まり、呼吸が浅くなる原因になります。

さまざまな情報に出会い続けると、胸だけがひんぱんに、しかも瞬時に応答運動をしていて、本来は骨盤が連動して前傾することで（本や紙の資料に手を伸ばすだけでも少しは）深まる呼吸が、胸の動きだけに限定されてしまいます。つまり、骨盤の動きと一体になって、下腹をギュッと絞るようにして横隔膜を押し上げる動きが小さく、吐く息のストロークが短くなるのです。

しかも、前後運動に疲れが出て胸が硬くなると、骨盤は後ろに傾いたまま固まるため、より息が浅くなります。

ちなみにリラックスする時、骨盤は後ろに傾きますが、うんと大きく後ろに傾けることで固まっている骨盤と腰の間がゆるみやすくなり、胸も同時にゆるんで、息を吐きやすくなる場合も多々あります。ですから疲れた時に、思い切り猫背になってみるのも、呼吸の深さを回復するひとつのパターンです

とはいえ、スマホ姿勢が呼吸を浅くし、身体に負荷をかける姿勢であることに変わりはないでしょう。

こうやって見てくると、やはりスマホ姿勢は決して「良い姿勢」でないことがわかります。しかし、電車などで多くの人たちがスマホを覗いている光景を見ると、どこかで見たことがある昔懐かしい姿勢のようにも感じてしまいます。

たとえば昔、道端の小さなお地蔵さんにしゃがみこんで、手を合わせて拝んでいた人の姿勢です。スマホを通して八百万《やおよろず》の神々につながり、祈っている姿勢のようにも思えてしまうのです。

行方の見えない時代、いつなんどき何が起きるのかわからない時代に、スマホを通して何を観ているか自体には大した意味はなく、その姿勢そのものが、〝祈りの姿勢〟に見えてしまうということなのかもしれません。

胸の真ん中にあるストレスセンサー膻中

デジタル時代になり、メールやＳＮＳ上のやり取りも瞬間でできるようになって、パソコン作業の応答もどんどん速くなりました。返信が遅いと、ほとんどの人はイライラします。自分自身も早く返信しなければと焦ります。いつでもどこでも情報とつ

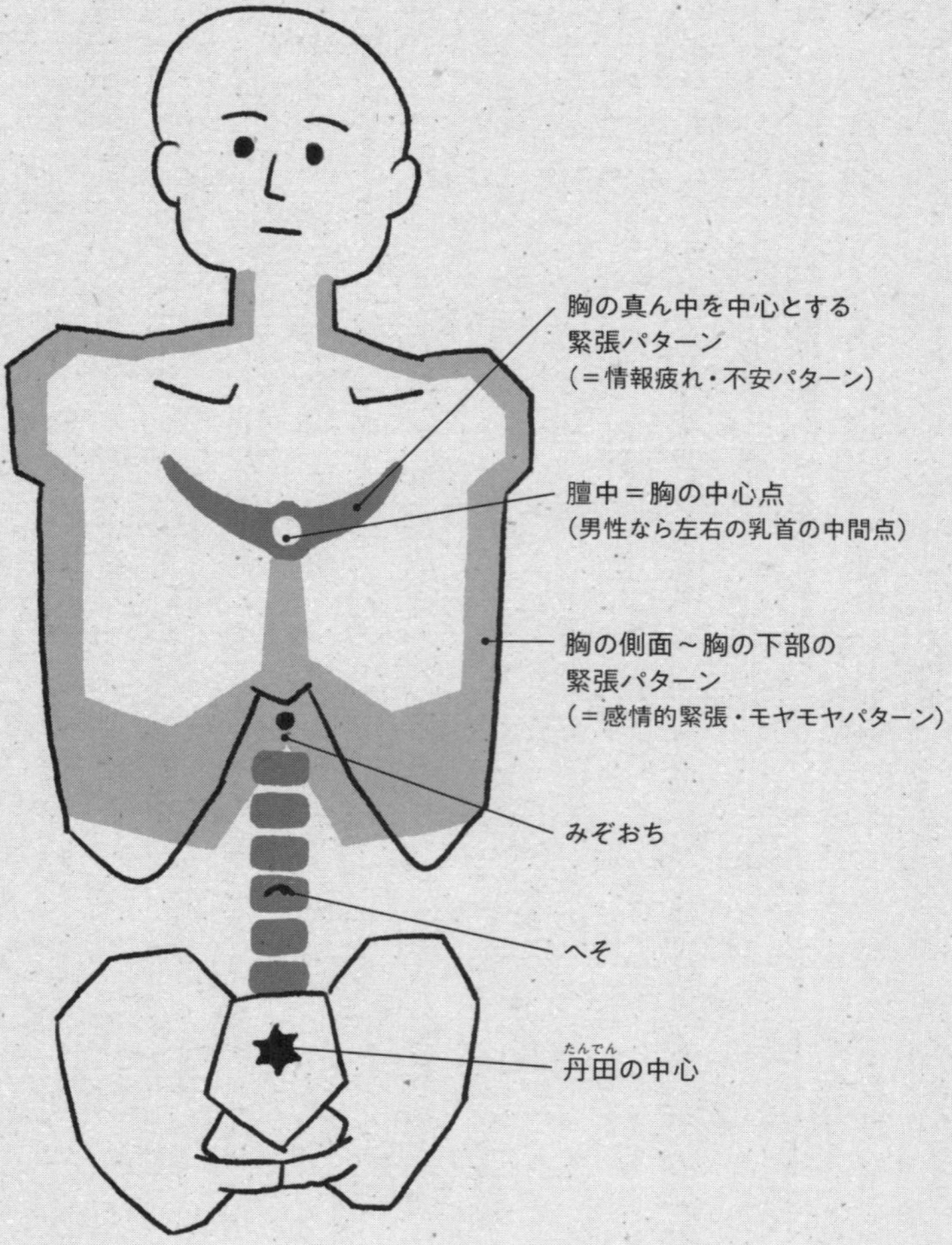
胸の真ん中を中心とする
緊張パターン
（＝情報疲れ・不安パターン）
膻中＝胸の中心点
（男性なら左右の乳首の中間点）
胸の側面～胸の下部の
緊張パターン
（＝感情的緊張・モヤモヤパターン）
みぞおち
へそ
丹田《たんでん》の中心

ながれる状況に、息苦しさを感じる人も少なくないはずです。

SNS上でひとつの話題が一瞬で世界に広まるのはインターネットの特性ですが、人間が持つ応答性（考えるより速く反射的に応答する性質）も反映されていると言っていいでしょう。

また、多人数でやっていた事務作業を一人でできるようになり、一人あたりの仕事の密度が上がった分、タスクの範囲もミスの影響も大きくなりました。以前より、気を使う場面はますます増えています。


このような状況を見ると、現在私たちが置かれている社会は、「反射的応答の連続」であるというのが実態だろうと思います。

つまり今は、意識以前の「反射神経」的な応答の連続で仕事もコミュニケーションも成り立っているのです。応答が反射的に高速で続く時、使われているのは頭ではなく身体であり、特に胸。先ほどお話しした膻中というツボです。

胸の中心に位置する膻中は、身の危険を感じた時にキュッと縮む場所。ホッとするとゆるむのも胸騒ぎを感じるのも、この膻中です。

膻中があるのは、胸の真ん中の胸骨《きょうこつ》というネクタイの形をした骨の中央部。胸骨の表面を上下にスーッと軽くなでてみて、真ん中の一番出っ張ったところが膻中です。

膻中が敏感になっていると、触れるとピリッとします。危険を感じたり、人との間の距離が近づきすぎたりすると、この胸の真ん中が、頭で意識する以前に反射的にキュッと縮むのです。

膻中は、本能的に危険な気配を察知する早期警戒センサーですから、強く危険を感じると、この部分を中心にしてドキッと感じるわけです。

自然環境の中で、人間はこの膻中で危険を感じて逃げます。逆に安全ならば、まず膻中がホッとゆるみます。膻中は、人の生存にとって大切なセンサーなのです。

ただし、今や私たちはこの膻中を、超高速の情報対応のために使うようになりました。考える前に「反応する人」になっているため、熟考する暇はなかなかありません。

自然環境とは正反対といえる高度な社会インフラと情報環境の中で生きるために、膻中がこのような本能的な適応の動きに関与しているのは、皮肉なものです。

身心の反応が膻中に表れる

膻中は、安心感・不安感などの気分や自律神経や免疫系の働きも含めた身心の反応が敏感に表れるツボと言われています。身心が敏感に、あるいは過剰に反応していると、膻中も敏感になります。たとえば、不安感があったり、アレルギー症状が出たり、自律神経が不安定な時、膻中は敏感になって、触れるとピリピリするわけです。

また、膻中を中心に胸が固まって、息苦しくなった時に不安を感じます。逆に、「安心する」「ホッとする」とは、固くなっていた膻中がゆるんで、息が自由にできるようになることです。

そんな膻中のある胸は、過敏に働き、忙しく落ち着かない「胸騒ぎ」な感じになりがちだと言えるでしょう。

これまで見てきたように、IT時代の環境は、頭での思考や処理スピードではとても追いつかない情報量です。頭に来る前に、胸の真ん中のセンサーで反射的にオンやオフを繰り返しながら反応する応答サイクルの方が、体感的にピッタリくるのだと思います。

そんな中で、情報に敏感に反応しながらも、そよ風に揺れ動く葉先のように軽くしなやかに応答する姿勢もありうるでしょう。

ガッチリとは受け止めず、ふわっと受けたり受け流したり、時にはすれ違うが如く流れに乗る、あるいは漂う。やわらかく折れない姿勢。デジタル・ネイティブ世代なら、すでにそういった姿勢を身につけている人たちも多いはずです。

頭、胸、腹の関係を整理する

ここで、古くから使われている言葉を見ながら、頭、胸、腹と感情の関係をひもといていきましょう。

胸が「心の座」だということは、体感的に大昔から今もずっと変わらないのではないでしょうか。

古語辞典で調べると、「こころ」はもともと、心臓とその鼓動を指す言葉だったようです。確かに心が動くと、特に、驚いたり不安や恐怖に襲われたり、良くも悪くも興奮したりといった感情の大きな動きがあると、心臓がドキドキするのを感じますね。

さかのぼると、平安の昔から「胸走り」「胸を潰す」「胸痛し」（ドキドキするような不安、胸が潰れるような苦しみや悲しみ）などの表現がありますが、多くは好ましくない感情に関わります。

その一方で、心配や不安などに襲われたあとに訪れる「胸開《あ》く」（気が晴れる、ホッとする）という安心を表す表現や、「胸に当たる」（思い当たる、胸に響く）などの感動を伴った思いを表す表現もあります。

江戸時代には井原西鶴《いはらさいかく》の『世間胸算用《せけんむねさんよう》』というタイトルにもあるように、今日の「頭を使う」と同じニュアンスで胸という言葉が使われ始めました。人々は胸で考えたり、計算したりするようになり、だんだん胸の使い方が複雑になっていきます。

頭に直接関係しそうな「神経」という言葉は、江戸中期の杉田玄白《すぎたげんぱく》の『解体新書』の中で翻訳語として作られたもので、庶民が使うようになったのは明治時代からで、「神経病」「神経衰弱」など、流行語も生まれたようです。

一方、腹は古くから表現のバリエーションが意外に変わっていません。「腹立ち」「腹が居る」（腹立ちがおさまる）「腹ぎたなし」「腹黒し」など、平安時代からあまり変化なく伝わっています。欲望や悪感情も腹の中から湧いてくるようです。

面白いのは「腹を切る」が、武士の時代である中世以前は「腹を抱えて笑う」という意味だったことです。「腹を据《す》う」（我慢する、決意する）も武士の時代からの表現のようです。

英語ではどうかというと、「腹＝stomach（スタマック）」は食べること、意欲、好み、欲望などを意味し、否定形で「我慢できない」「やる気が起きない」という表現にも使われました。また、古英語（動詞）では「腹を立てる」という意味もあったようです。

慣用句が教える心と身体の関係

身体に関する言葉を使った慣用表現を例にして、さらに、心と身体の関係を考察していきましょう。

２０００年代、「頭にくる」という表現は死語ではないにしろ、怒りを表す言葉の主流は「ムカつく」になりました。腹から怒りが頭に上り、現代では胸に下りてきたわけです。20世紀半ば、私の子ども時代には「頭にくる」はまだ新しい表現でした。時代感覚として、ものを考えたり、何かに怒ったりするのも頭の働きであって、「腹が立つ」という言い方は古いという感覚でした。

「ムカつく」を子どもたちが使うようになったのは１９８０年代以降ではないでしょうか。江戸時代にも表現としてはあったようですが、語感としては腹（胃）がムカつくという体感とつながっています。今でも「むかっ腹が立つ」という言い方はありますね。今日使われている「ムカつく」は胃より上＝胸の感覚だと思います。

頭の時代は意外に短かった気がします。「頭にくる」は、腹から立ち上った怒りが頭に達し、頭から発するという表現です。これが昔、新しくカッコいい感じがした一時代があったのです。「ムカつく」よりもスピードが遅く、ちょっと牧歌的な感じすらします。「ムカつく」の方が反射的であり、反復的で速い感じです。

現在の「ムカつく」は、どちらかといえば「ムカつく」のセンサーである膻中の感覚です。より鋭く速く瞬間的で触覚的な感じであり、「ヒリつく」に近い気がします。「息が詰まる」感じにも「心臓がドキッとする」感じにも、つながるものだと思います。こう考えると「ムカつく」は、心肺的な自律神経反射、そして後で説明しますが（116ページ）、膻中のすぐ上の玉堂の消化器的ムカツキ感もかかわります。

考えが「頭に浮かぶ」の方が「胸に浮かぶ」より論理的な感じがしますが、「胸に浮かぶ」の方は情感の厚みがあり、より直感的な感じがしますね。

「胸に秘める」「胸を打つ」「胸に抱く」「胸に沁《し》みる」など、「胸」を「心」に入れ替えても違和感がない表現は多くあります。一方、「胸がすく」「胸につかえる」「胸が潰れる」など、より生理的体感に近い表現になると、胸は、他の言葉と入れ替えにくくなります。

頭で嫌なことを考えている時や悩んでいる時、実際に苦しかったり痛んだりするのは胸、あるいは、胸と腹の境目＝みぞおちのあたりでしょう。

古くは、悲しみ、不安、苦しみなどの否定的な感情が違和感として表れる場所が胸でした。しかし、頭や神経という言葉が身近に使われるようになってからは、「胸に浮かぶ」「胸に描く」は、「頭に浮かぶ」「頭に描く」に変えても違和感がなくなりました。胸の内と頭の中は共通の領域を持ったのです。

「胸の中で呟《つぶや》いた」は、「頭の中で呟いた」や「腹の中で呟いた」と言い換えることもできそうです。それでも「頭の中」より「胸の中」の方が、さらには「腹の中」の方が、より秘めた思いという感じがします。

「頭に秘める」よりも、「胸に秘める」と言う方が自然です。「腹に秘める」というと少しドロドロ感があります。「胸に一物《いちもつ》ある」「腹に一物ある」は言い換え可能です。どちらも密《ひそ》かな（悪い）企みがあることを指す表現ですが、この場合は「頭」は使えません。つまり、頭は表に近く、頭↓胸↓腹と心の深みに降りていくわけですね。中世からの表現である「腹を据える」は、「気持ちを落ち着ける」「決意する」といった意味です。いにしえの人が下腹に力を集めて落ち着くバランスを取ろうとしたことが、この表現に表れているように思います。

過去の文献を見てみると、感情表現は今よりシンプルな気がします。そもそも何のストレスもなく物事が順調に運び、情緒も安定しているなら、頭も胸も腹も意識されません。ドキドキしたり苦しくなったりして初めて、胸がそこにあることを意識するわけです。

古い時代ほど、おそらく時間はゆったり流れていたはずです。災害や病気のストレスはもちろんあったはずですが、対抗手段も少ない分あきらめるしかないので、ストレスのバリエーションは少なかったでしょう。精神的に煩《わずら》わされる時間は、かえって現代よりも少なかったのではないでしょうか。

「胸が塞《ふさ》がる」「胸に秘める」など昔からあった胸表現は、胸の中に思いがある感じですが、「ムカつく」となるとやはり表面的反射的な感じがしますね。今や胸に秘め

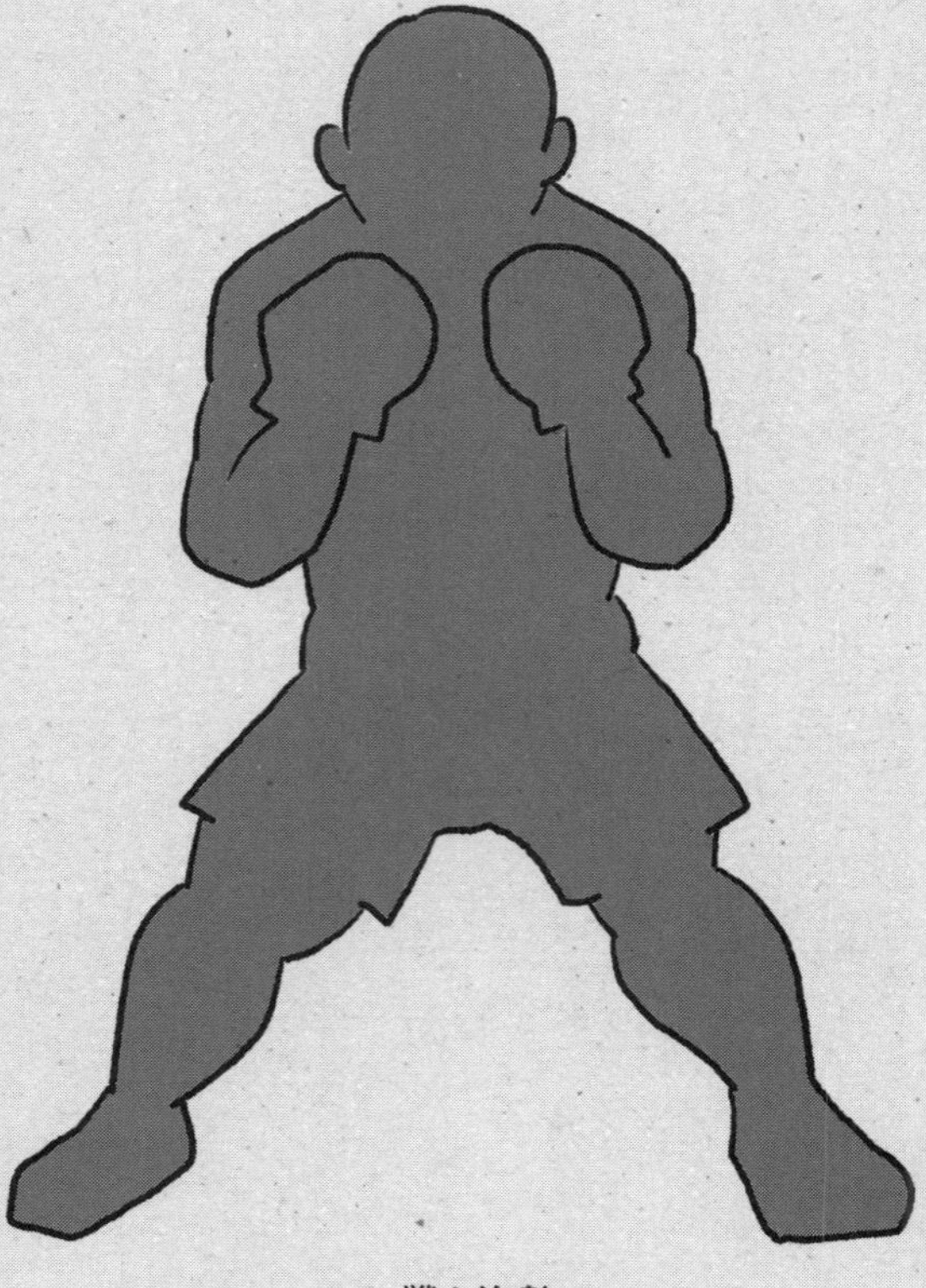

戦う姿勢

ている暇がないのが現実です。

近年、「戦う姿勢」の人が増えた理由

気候変動、地震、パンデミックなどいつ何が起きるか予測がつかない環境で、心の姿勢を保つ姿勢、サバイバルする姿勢とはどんなものなのでしょうか。

誰もが強いストレスを感じたコロナ禍で多く見られたのが、「戦う姿勢」（身を護る姿勢）です。

無意識のうちに重心を落とし、下腹に力を集めるようにして身構えている状態。身体を亀のようにギュッと縮めて衝撃に耐える、または危機に備えて身構える姿勢をとる人が増えたのです。

といっても、実際はボクサーのように両手を前に構えてファイティングポーズをとるわけではありませんが、身構えの基本バランスは同じ。「前に攻撃する」「後ろに避ける」「左右にかわす」といった動きを支える姿勢バランスで、重心が低く、下腹と

骨盤で力強く上半身を支え、上半身は胸から首へと上にいくほどやわらかく軽く動く姿勢です。

この姿勢をとると、足裏の重心が親指側にかかり、内ももと骨盤・腰椎をつなぐ大腰筋や腸骨筋の動きが良くなってあらゆる方向に自在に動きやすくなります。

このような姿勢バランスの取り方が、武術の経験などまったくないふつうの人たちの身体に立ち現れたのです。パンデミックに対して過剰に神経質になっている人はもちろん、ほとんど気にしていないように見える人でも、この身構えは共通していました。しかも、誰もが無意識でこの姿勢をとっていたのですから、戦う姿勢は、意識以前の本能的身構えなのだと思われます。

戦う姿勢を維持する力は、前述の「食いつく姿勢」を支える本能的な下腹（丹田）の力と同じです。

ただし「戦う姿勢」は、単純にアグレッシブなだけではありません。「食いつく姿勢」がグッと身を乗り出して前のめりなのに対して、戦う姿勢は前のめりになりすぎず、前後左右に自由に変化できます。

ファイティングポーズのデメリット（〝24時間〟は戦えない）

戦う姿勢に入るスイッチとなるのが、みぞおちの真裏です。リラックス時には、体幹の中で、みぞおち～みぞおちの真裏（＝ムネとハラの間）がもっともやわらかく姿勢のゆらぎが表れやすいところなのですが、身心がリラックス状態から緊張（集中）状態に変わる際には、〝ムネとハラの間〟が縮んで、体幹の動きの粘度《ねんど》が高まります。

緊張体勢（臨戦体勢）に入る時、人はこのスイッチを入れます。姿勢がふらつかず、簡単にゆらがないようにするために、「ゆるぎない」姿勢になろうとするのです。ゆるぎない姿勢になるとは、姿勢を維持する力が強く、姿勢に〝粘《ねば》り〟が出てくるということです。

姿勢のゆらぎに適度な粘り強さがあると、環境の変化やトラブルに対する耐性が高まります。今は、どこで地震が起きるかわからない時代であり、集中豪雨も頻発する気候変動の時代でもあります。この2000年代は、「戦う姿勢」の稼働率が高くなっているのです。

戦う姿勢は、たとえば人に殴られそうになったり、災害や戦争が起きたりするなど、緊急事態で身を護るために必要な構えですから、この姿勢が悪いわけではありません。しかし、ずっと同じ姿勢でいると疲れます。また、緊張がずっと続いて慢性化すると、いつのまにかのびやあくびをしなくなります。知らないうちに、ゆるめることを忘れてしまうのです。

一番望ましいのが、戦う姿勢をとったり解除したり、自分自身で自由に変化をつけられることです。通常の生活では誰もがみぞおち真裏のスイッチを無意識に使い、集中とリラックスの切り替えをしています。

しかし緊急事態になると、オンのまま固まってしまう人が増えるわけです。

緊急事態が長引くと、右側はゆるむのですが、左側がなかなかゆるみにくい状況になってしまう。そして戦う姿勢にだんだん疲れが出て、足腰や肩・腕などに痛みが出たりするなどの症状が表れるのです。

すると、ムネとハラの間のゆらぎがなめらかさを失い、股関節も動きが硬くなりやすくなります。そして、足腰の痛み、肩・腕の痛み、めまい、足元の不安定など、身体のあちこちにきしみが出てしまいます。

そんな状態でも胸がうまくゆるめば、リラックスして姿勢がゆらぎやすくなりますから、その方法を紹介しましょう。姿勢をリセットして疲れを回復させる効果もあるので、ぜひ試してみてください。

セルフメソッド

反対側の脇に手を挟む（肩甲骨のまわりをゆるめる）

①座って、片方の手を反対側の脇に入れる。

②手の位置を少しずつ変え、脇の力が抜けて落ち着くところを探す。手を入れている側のひじの曲げ方や手首の曲げ方で感触が微妙に違ってくるので、腕の力が抜けて脇にぺったりつく感じのバランスを探していく。脇の下から肩甲骨のまわりが温まっ

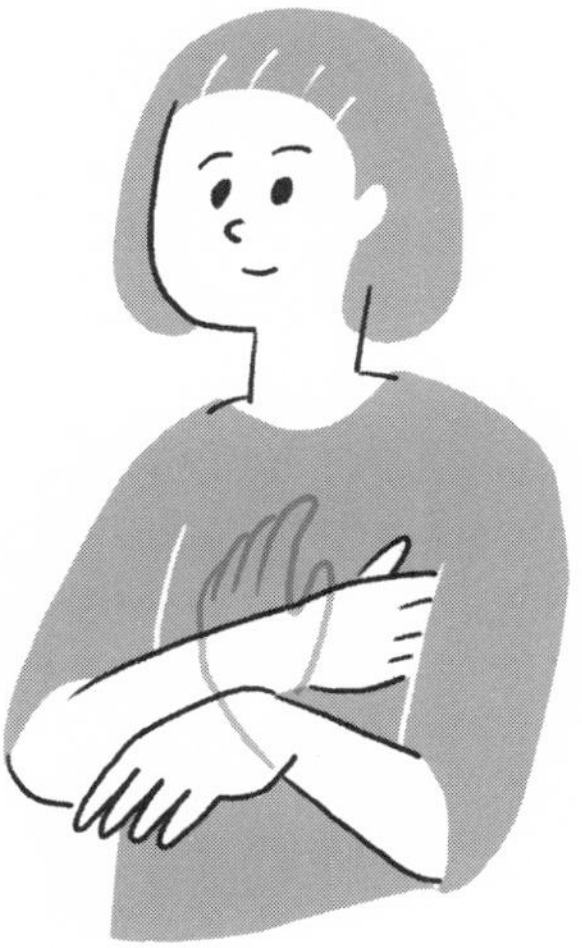

てゆるんでくる。

③その状態で5、6呼吸数える。

④場所をずらしながら、両方で3回ほど行うと、肩まわりや肩甲骨まわりが楽になり、胸の緊張がゆるむ。

効果

肩・肩甲骨のまわりから、胸全体の緊張がゆるむ。ひと息つく感じになる。胸がリラックスするとお腹が温まる。

セルフメソッド 右手で左のひじにそっと触れる（みぞおちを中心にムネとハラの間をゆるめる）

①右の手のひらの小指側の面で、左のひじ外側の出っ張っている部分にそっと触れる。

②手を当てる位置や角度を微妙にずらしながら、しっくりくるところを見つ

ける。
③触れられている方の腕が、温かく感じたらOK。

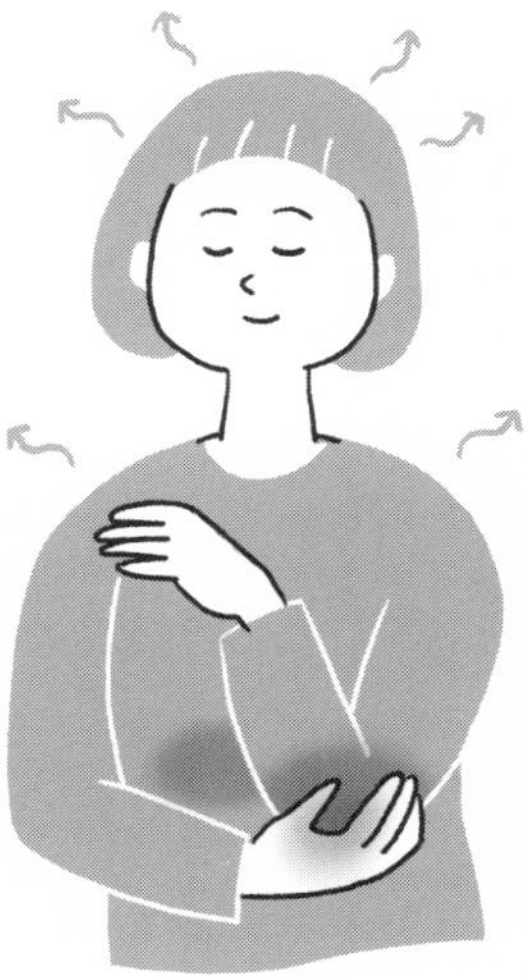

効果

みぞおちと、その真裏がゆるむ。胸の緊張がゆるむ、お腹が温まる、目の疲れが取れる。

ポイント

- 温かさを感じにくい時は、触れられている方の腕の感覚を意識しましょう。「ひじが手に触っている」と意識を切り替えると感じやすくなります。
- そっと触れる方が身体はよく反応するので、力まずやる方が効果があります。
- 左側が固まりやすいので、左のひじを重点的にやると良いでしょう。左側がゆるめば、右も自動的にゆるみます。

玉堂《ぎょくどう》に好感と嫌悪感、愛と悲しみが宿る

危険を感じて胸がドキンとする時と、ときめいて胸がキュンとする時、同じ胸でも、微妙に体感が違うのを感じたことがあるでしょうか。

ドキンは、「痛み」に近い感じ。キュンは胸が「温かい」「熱い」といった感じがあります。

危機が迫った際にドキンとするのは、胸の真ん中にある膻中。胸がキュンとしたりワクワクしたりする時は、膻中より少し上にある玉堂と呼ばれるツボを中心に胸が反応します。

玉堂には、好き嫌いの感情や悲しみ喜び、あるいは、深い感動や納得感、違和感も表れます。

もっと具体的に言うと、玉堂は胸に食べ物がつかえた時に叩きたくなるところです。

興奮した時に思わず手で押さえたくなるところであり、「胸に手を当てて考える」時に触れるところが玉堂です。

ドキンとすると膻中付近が熱くなることもありますが、どちらかというと熱苦しく感じます。気分がいいとは言えません。

一方、感情が盛り上がってドキドキする場合は、玉堂あたりが熱くなります。「胸に熱いものがこみ上げる」ような時は不快ではありません。気分が盛り上がります。逆に、胸が塞がれたり悲しくなったりする時も、この玉堂が詰まって硬くなる反応をします。

膻中付近は「安心や安全を感じる領域」、玉堂を中心としたところは「愛や悲しみ、喜怒哀楽を感じる感情領域」と言ってもいいでしょう。

涙が出ると胸のつかえがとれる　悲しみは胸をゆるめる

胸につかえる感じがあるのも、この玉堂です。

整体の現場では、疲れで胸が硬くなっている人を見ることが多いのですが、硬くなっている胸をゆるめると、胸がやわらかく動くようになって呼吸が大きくなります。中には、胸がゆるむのと同時に、涙がどんどん出てくる人もいます。この場合、特に胸の感情領域である玉堂を中心にして胸がゆるんでいるのです。そういった感情を伴わず、涙だけ出てくる人も多くいます。

感動や共感の涙、悲しみの涙や喜びの涙なども胸（玉堂）をゆるめ、リラックスを生みます。

また、悲しい映画や音楽などで涙を流してスッキリする「涙活《るいかつ》」で心が落ち着くのは、玉堂がゆるむからです。玉堂が十分ゆるめば、安心を感じる領域である膻中も一緒にゆるみ、ホッとする気分になれます。

逆にホッとして膻中がゆるんだ時、それに続いて、すぐ上にある感情領域である玉堂がゆるんで涙があふれてくることもあります。

玉堂を中心とした胸の緊張パターンは胸の側面と、胸の下部・みぞおちのまわりが一体になって固くなります。姿勢バランスでは体幹の左右のゆらぎが硬直します。感情がブロックされると胸の左右のやわらかさが失われるのです。

第1（i）章でお話ししたように姿勢の左右の平衡バランスがギクシャクすると、感情的なつかえだけではなくめまいやムカムカ感にも見舞われやすくなるのです。コロナ禍の環境下では、そういう体調不良がよく見られました。

「胸がつかえる」のは、消化器の動きも影響する

心の反応の中で「胸がつかえる」「胸がつまる」と感じる時、逆に「胸がスッとする」状態は、どちらも消化器の動きとつながっています。

「胸がつかえる」とは、「感情が胸につかえる」ということですが、食道の動きもつかえているのです。実際に、感情ストレスが強い時には食べ物が胸につかえて落ちていかない感じがすることもあります。

一方、「胸のつかえがとれる」という表現は、感情的なしこりやわだかまりがとれた状態を指します。胸のつかえがとれて、喉から胃まですっと落ちていく感じは、心から納得できる感覚や感心する感覚、「腑に落ちる」気持ち良さです。

つまり、食道の動きが滞《とどこお》って食べ物が胸につかえる感覚と、感情的に納得がいかない、あるいは、不満が残るという感覚は同じなのです。

ちなみに、人が一緒に食事をすると、お互いの緊張感も警戒感もゆるみます。お酒が入ればなおさらです。

食道と胃腸がよく動くことで胸の感情領域である玉堂がゆるんで、「胸がキュン」

とまではならなくても、互いに共感しやすくなり、親しみは湧くのです。ですから、デートに食事は必須ですね。利益誘導のための食事接待も、これからもなくなることはなさそうです。

食べることで生まれる感情の変化

お話ししてきたように消化器系の働きは感情に影響しますが、食べることによってどのような感情の変化が生まれるかは人それぞれです。

たとえば、ストレスや疲れがたまった時に、食べて発散するタイプの人がいます。このタイプの人は、食べることで食道と胃腸を動かしてリラックスし、疲れや気分をリセットできます。

そもそも、疲れやストレスで胸が硬くなると呼吸が浅くなり、気分も重くなりやすくなります。しかし、食べて食道が動くと、まるで内側からマッサージするような効果があり、胸をゆるめることができます。その結果、感情的な「胸のつかえ」がとれ、ストレスがスッキリするのです。

また、このタイプの人は「まず食べてからでないと集中できない」と言います。なぜかというと、食べることで胸やみぞおちがゆるんで、下腹に力が入るようになるのです。満腹感と、満足感や充実感がピッタリ一致するわけです。

ただし同時に、食べて発散する人ほど、食べないと元気が出ません。中には、「一食抜いただけで動けなくなる」という人もいます。食べないと下腹の力が抜けるので、極端な場合、動く気もしなくなるわけです。

その一方で、「集中したい時は食べないし、集中すると食べたくなくなる」という人もいますね。

一般的に、食べると副交感神経が働いてリラックスしやすくなるのですが、こういった人は、緊張がゆるみすぎて集中力がなくなり、下腹の力が抜けてしまうのです。

さらに、ストレスや疲れがたまりすぎると食べられなくなるタイプの人もいます。このようなケースは、食べてストレスを発散する手段がとれません。その代わり、人の感情に共感したり、音楽や映画、ドラマなどで感動して涙を流したりすると、胸のつかえがとれてスッとします。

日頃の行動パターンを振り返り、自分がどのタイプかを把握しておくと、ストレスを感じた時の適切な対処法がわかります。

やる気や幸福感が得られる姿勢とは

さて、ここからは姿勢を手がかりに、人にとって「幸せ」とは何かについて考えていきましょう。

「幸せ」の捉え方は人それぞれですから、一概には言えない部分が多いのですが、基本的に、心が浮き立つような高揚感や目標や夢を叶えた時に感じる達成感は、一時的な幸福感に過ぎないということは言えるでしょう。

たとえば、嬉しいことがあった時や自分自身が好調な時に、人はハイな気持ちになって「幸せだなあ」と感じます。しかし感情には波があるので、一度上がった気分は必ず下降します（どん底まで落ちた時には、そこから道が拓《ひら》ける場合も多いので、悪いことではありませんが）。

ですから、気分が浮わつきすぎないよう、自分で適度にブレーキを踏むことも大事なのですが、人間にはなかなかそれができません。むしろアクセルをもっと踏みたくなります。でも結局、そういった幸福感は一時的なものに過ぎないわけです。

また、がんばって自分の望む結果を得られた時の達成感も、大きな幸福感をもたらしてくれます。しかしこの場合、「がんばる→目標を達成する→幸福感を得る」というサイクルにハマると、少しやっかいなことになってしまいます。

というのも、達成感の強度が上がらないと、つまり、より大きな目標や夢を達成しないと、満足できない依存的な性質が人にはあるのです。ですから、一度、達成感を得ると、次はより大きな達成感を望むようになり、「もっとがんばらねば」と自分にムチ打ってひたすら走り続けることになる可能性も高いのです。

また、何かを達成した時に得られる他人からの評価もクセモノです。

誰かに評価されれば嬉しいものですし、励みにもなります。ですから、評価されるのが悪いとは言えないのですが、人は得てして、その評価に支配されがちなのです。

たとえば、どんな人でも、他人からほめられればいい気分になってテンションが上がるし、逆に、けなされたり批判されたりしたら嫌な気分になりますね。とくにSNS上では、評価の上がるスピードも大きさも激しい一方で、バッシングを受けたり「炎上」したりという逆評価で突き落とされるのもあっという間です。誰もがハマりやすい「魔境」です。

このように、評価というものに人は感情を支配されやすいので、なるべく評価に左右されないよう、自由な立ち位置をキープしておいた方がいいわけです。

身体の面から言えば、達成感や人からの評価は興奮状態をもたらし、より強い興奮状態を求めたくなりがちですが、それにつれて負荷もどんどん大きくなって、どこかで燃え尽きます。達成感や評価を追い求める生き方は、危うい面があるわけです。

幸せとは、胸いっぱい呼吸できておいしく食べられること

では外側の状況や感情に振り回されず、身体にも負荷をかけない「幸せ」はどこにあるのでしょう。

それは、普段何げなく過ごしている日常の中だろうと思います。

毎日の中では、イライラしたり何かに執着してしまったり、落ち込んだり、疲れてぐったりしてしまうこともあります。

でも食事をしてお風呂に入り、家族や友人と何げない会話をしたり好きな本や動画を観たりしてぐっすり寝たら、次の日は、また新たな気分になって目覚める。そんな繰り返しの中で、自然に湧いてくる充足感や地に足の着いた安心感が、本物の幸福感ではないかと思うのです。

しかし日常の中にある幸福には、なかなか気づけないのもまた事実です。日々の暮らしは止まることなく続きます。ですから、「あの時は幸せだった」と、ずっとあとになってから気づくことも多いのです。

年齢を重ねて経験値を積むと、日常の幸せを感じやすくなりますが、若い時には、日々の暮らしの中にある幸せにはなかなか気づきにくいかもしれません。

整体的に見れば、幸せな感じとは、胸いっぱいに息を吸えること、そして食べておいしいこと、腹が満たされること（食べすぎて苦しくならない程度に）。そう、ゆったり呼吸できておいしく食べられることが、リラックスの基本であり幸福を感じる状態です。

つまり幸福感とは、あえて分ければ「呼吸器的な気持ち良さ」と「消化器的な気持ち良さがある」ということですね。呼吸器的快感は「胸いっぱいの幸せ」、消化器的快感は「心ゆくまで飲んだり食べたりできる幸せ」。これが、大昔から変わらない自然な幸せというものでしょう。

もっとも、最近「お腹いっぱい」という表現は、満足感よりも「もうたくさん」という意味に使われることが多くなりました。これは、現代では満腹な状態が当たり前になり、必ずしも幸せに直結しなくなったことの表れでしょう。

〝飽食の時代〟では、食べ物を思う存分食べることに替えて、幸福感は、さまざまな「好きなもの」を手に入れることに化けているようです。


幸せにつながる充足感を感じられるのは、どんな姿勢でしょう。

それは、自在に動けるしなやかな姿勢、深い呼吸が自然にできている姿勢です。

どんなことでもいいので無心になって何かをやっている時には、深くゆったりした呼吸ができています。

創造的な意味や前向きな手応えはなくても、ごく日常的なことを無心にやって過ごす。ふとやろうと思ったことを、つい時間を忘れてやっているうちに一日が終わっている。それが結果的には充実した時間となっているものです。

時には、一日何もせずボーッとしている間に終わってしまったとしても、意外と幸せな一日だった。そんなこともあります。

そのような日は、深い呼吸が自然にできていて、ゆったりとゆるみながら適度な緊張感も維持できています。満たされて安心できている幸せな状態です。

理想的なお腹の力の入り方

深い呼吸ができ、おいしく食べられ、緊張感とリラックス状態を思うままスイッチできる姿勢のために重要な役割を担っているのが、お腹の状態です。

通常、胸の下はすべて「お腹」と表現しますが、整体では、お腹を上腹《じょうふく》・中腹《ちゅうふく》・下腹《かふく》の3つの部分に分けて捉えます。

ざっくり言うと、姿勢のバランスがもっとも安定し、リラックスも集中もできるのは次のような状態です。

上腹…力が抜けてやわらかい。
中腹…十分な弾力がある。
下腹…力が入っている。

上腹の上は横隔膜が覆《おお》っていますので、上腹がやわらかいほど横隔膜が自由に大き

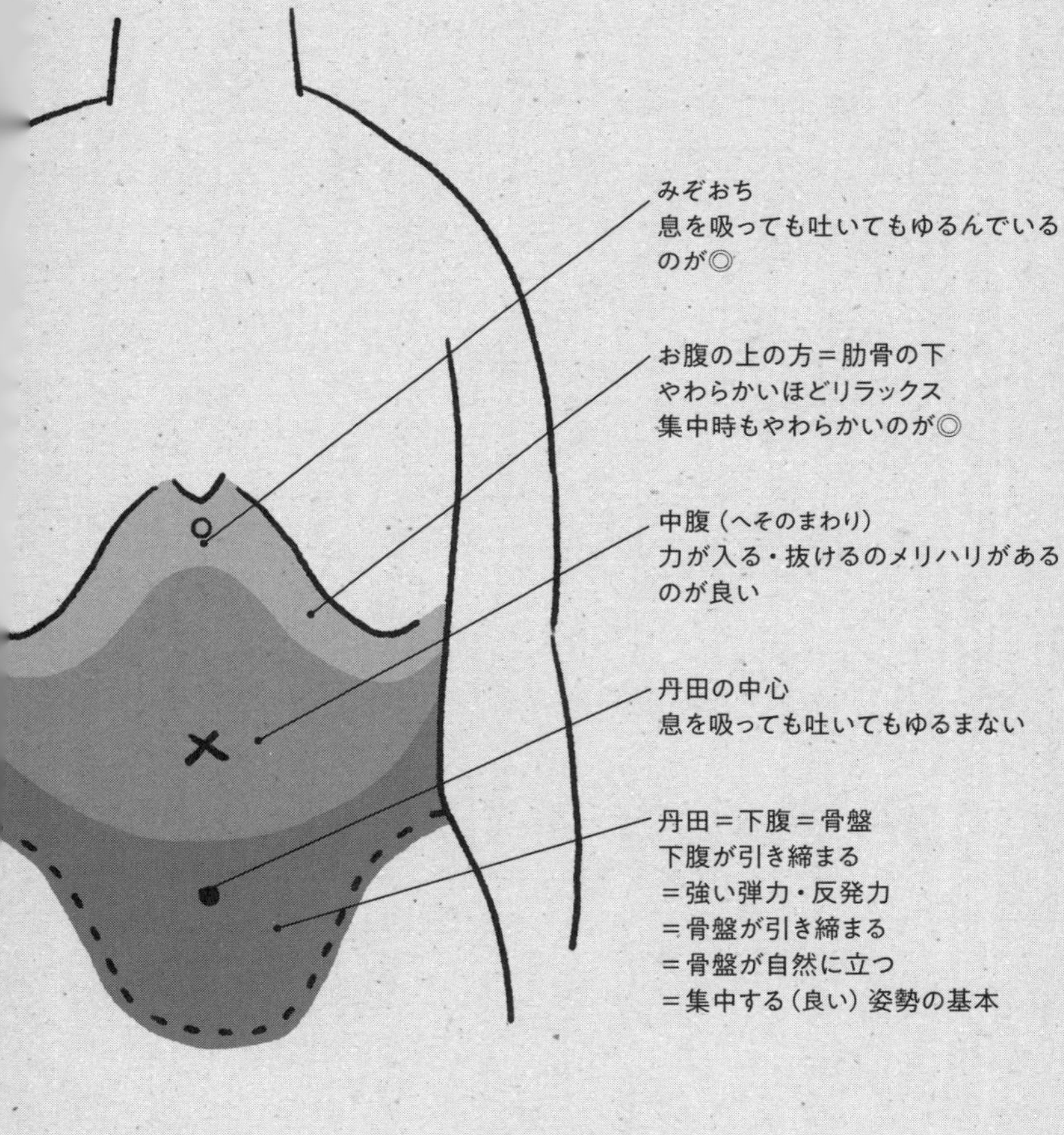

みぞおち
息を吸っても吐いてもゆるんでいる
のが◎
お腹の上の方＝肋骨の下
やわらかいほどリラックス
集中時もやわらかいのが◎
中腹（へそのまわり）
力が入る・抜けるのメリハリがある
のが良い
丹田の中心
息を吸っても吐いてもゆるまない
丹田＝下腹＝骨盤
下腹が引き締まる
＝強い弾力・反発力
＝骨盤が引き締まる
＝骨盤が自然に立つ
＝集中する（良い）姿勢の基本

リラックスも集中もできる理想的なお腹

く動き、呼吸が深くなります。

横隔膜は肋骨の下の方に裾《すそ》を張り、お腹を天幕のように覆って、ムネとハラを分けています。

呼吸をする時には、横隔膜を中心に体幹全体が連動して、膨らんだり縮んだりする動きをするので、のびやかに動けるほど呼吸が深くなるのです。

第1章（i）で、骨盤（＋股関節）には姿勢を安定させる免震機能があるとお話ししましたが、この部分（肋骨の下＝お腹の上部）にも体幹の免震機能があります。

体幹の中で、上腹が動きの自由度がもっとも大きく、やわらかな姿勢のバランスを取るキモになります。特に座っている時は、ここが姿勢を安定させるためのゆらぎの中心です。建物で言えば基礎部分だけでなく、中層にも免震装置があるようなものです。


へそのまわりを中心とする中腹は、力をゆるめたり入れたり自在にできるほど良い状態です。

脇腹を含む下腹は、ギュッと引き締まって力強いほど姿勢は安定します。

上腹が脱力し、下腹が充実して引き締まっていると、姿勢と身心の安定を生みますが、この状態を実現する力の要が、中腹の動きのメリハリです。

中腹は、呼吸によってもっとも大きく動く部分なので、へその少し上あたりに手をのせてみて、息を吸う時に腹圧を感じて、息を吐いた時にはすーっと力が抜けるメリハリのある感触があれば活力がある状態です。

また意識的に呼吸をするというよりも「呼吸を感じる」というスタンスの方が、呼吸は自然に深まりやすいです。

お腹のバランスと呼吸との関係を整理すると、上腹は息を吸っても吐いても力が抜けたまま、やわらかいほど良い状態です。中腹は息を吸うと膨らんで力が入り、息を吐くとしぼんで力が抜ける、メリハリがある状態が理想。下腹は息を吸っても吐いても引き締まったまま力が抜けないのが望ましい状態です。

上腹の中心にあるみぞおちの力が抜けるほど下腹の中心に力が入ります。逆に、上腹に力が入ると下腹の力が抜けやすくなり、両者はシーソーのような力のバランスになっています。

ところがコロナ禍の数年、下腹が引き締まって力が十分あるのに、みぞおちがゆるまない人がたくさん出てきました。

みぞおちがゆるまないと、交感神経がずっと緊張したままになって迷走神経の働きが抑えられ、唾液や食べ物の飲み込みも誤作動しやすくなります。空気を飲み込んで胃や大腸に空気がたまり、ゲップや臭くないおならがたくさん出たり、食欲はあるのに、食べると空気を一緒に飲み込んですぐお腹がいっぱいな感じになるケースも多く見られました。

そんな時、自然に「大きくひと息つく」と中腹も大きく動き、上腹・下腹のバランスがリセットされます。「大きくため息をつく」ことも、側《はた》から見ると良い印象はありませんが、身心をリセットしようとする呼吸のひとつでもあるのです。

これをリセット呼吸と呼んでいますが、整体の現場では、固まって動きが鈍くなった身体の一部をゆるめると、このリセット呼吸が自然に出てきます。「ひと息つく」と同時に、連動して全身が本来の動きのメリハリを回復し始めるのです。

みぞおちと脇腹でリラックス度をチェックしてみよう

緊張したり強いストレスを感じたりすると、みぞおちのあたりがキュッと痛くなるような感覚がありますが、実際にみぞおちの状態は、ストレスや緊張と強く関わっています。

みぞおちは、富士山のような形の肋骨の縁のてっぺんのすぐ下＝お腹の一番上にある少しへこんだ部分です。そのあたりを両手の指先で軽く押してみてください（デリケートな部分なので、強く押しすぎないよう注意しましょう）。

やわらかくて指がズブズブ入るようなら、リラックスしているということです。

もし、指を跳ね返すような硬い感触があったり痛みを感じたりしたら、ストレスや緊張があります。

実際には、仕事中だったり予定が立て込んで忙しかったりするだけでも、みぞおちは固くなりますから、ズブッと指が入るような状態の人は少ないかもしれません。

もし、みぞおちをやわらかくしたいと思ったら、まずは笑うことです。笑うと、下

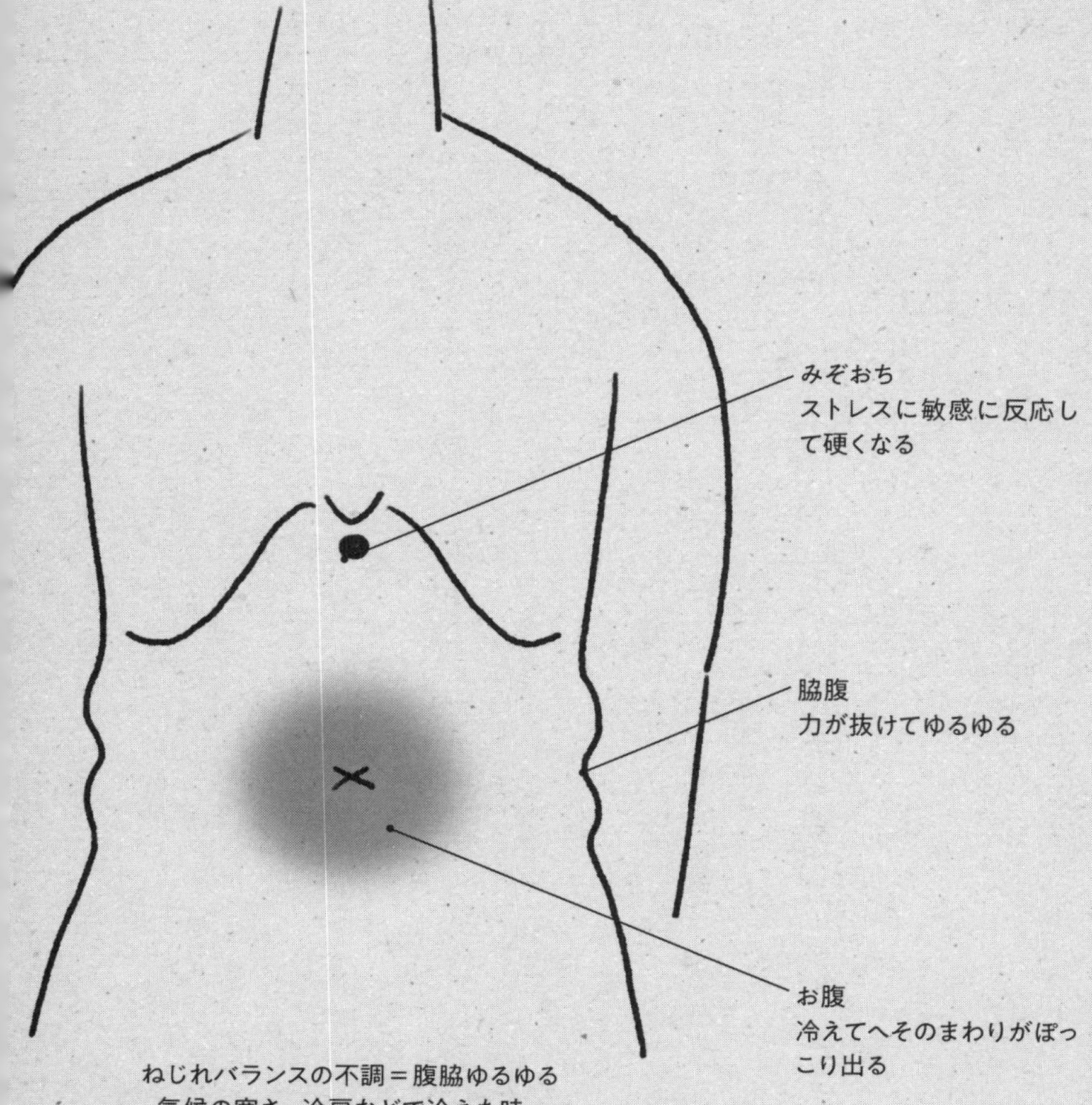

みぞおち
ストレスに敏感に反応して硬くなる
脇腹
力が抜けてゆるゆる
お腹
冷えてへそのまわりがぽっこり出る

ねじれバランスの不調＝腹脇ゆるゆる
・気候の寒さ、冷房などで冷えた時
・気圧や湿度の変動の影響を受けた時
・疲れた時

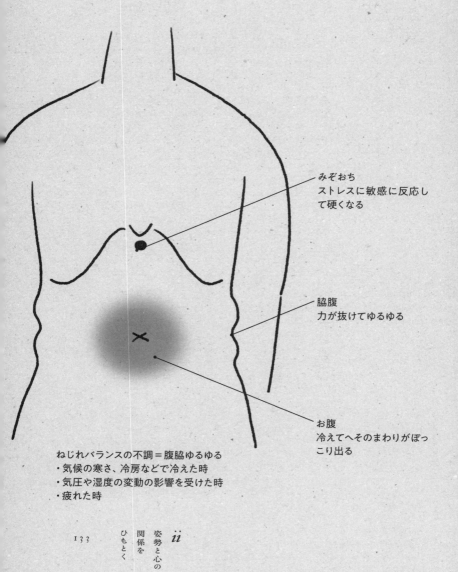

腹以外の身体の緊張が抜けリラックスできます。もちろん、上腹の力も抜け、みぞおちもゆるみます。

お笑い番組を見たりペットと遊んだりするのも、みぞおちをゆるめるために有効なのです。近年はますます〝笑い〟が求められる環境になっているといえるでしょう。

一方で、引き締まっている状態が良いのが脇腹です。

脂肪はついていても構いませんが、その内側にある筋肉（腹横筋《ふくおうきん》と腹斜筋《ふくしゃきん》）は、姿勢を支える大事な筋肉ですから、ゆるんでいるとNGなのです。

脇腹を指先で押すと筋肉に当たり、手応えを感じれば大丈夫。しかし、手応えがなくズブズブ入ってしまうようだと、疲れていたり食べすぎていたりお腹が冷えていたりする可能性があります。

ねじれバランスの動きがこわばっていると、脇腹の力も抜けています。69ページで紹介した「要素別・姿勢バランスの疲れチェック③へその真裏の弾力」を試すと腰が重くなっています。一般に若いほど軽く腰が持ち上がりますが、脇腹の力が抜けると急に重くなります。

姿勢でコミュニケーションを深める

姿勢は、コミュニケーションにも影響を与えます。

「姿勢共鳴」という概念をご存じでしょうか。

お互いのコミュニケーションが深まっていくと、無意識のうちに、相手と同じタイミングで同じ動作をする現象のことです。

たとえば、友人とカフェで雑談していて、コーヒーを飲もうとカップを手に取ったら、相手もコーヒーカップに手をかけていた。こんな経験がある人もいるかもしれません。

これは、心理学では以前から指摘されている事象で、言葉ではなく身体で相手と通じ合い、共鳴していることを示しています。

言葉でのやり取りは、「話す」と「聞く」という行為を交互にやり取りしてコミュニケーションをとりますが、身体同士の反応は同時に起きます。ですから、身体同士の交流は、共鳴と言った方がぴったりきます。

言葉でのコミュニケーションは、この身体そのものが持っているコミュニケーションである互いの共鳴の上に成り立っていると言ってもいいかもしれません。

言葉以前に、無意識の領域で伝わっているものが多くあると知っておくと、相手との関係がより深まりそうです。

「横並び」の位置は、コミュニケーションがうまくとれる

身体同士の共鳴がもっともスムーズにいくのが、横に並んだ時です。

誰かと対面している場面と、隣り合っている場面をそれぞれ思い描いてみてください。ちょっとイメージしただけでも、相手に対する緊張感が大分違いますね。

左右の空間は、人間がもっとも緊張感を感じず、無防備になってリラックスできるエリアです。ですから、横並びで座ると身心ともに自由度が高くなって、心が和み、コミュニケーションがうまくとりやすいのです。

また隣り合うことで、気づかないうちに相手に少し寄りかかる姿勢にもなりやすく、親密度も増します。たとえば、並んで散歩したり二人で車に乗っていたりする状態がリラックスでき、一番話しやすいでしょう。

人同士の物理的な距離感と心理的な距離感は、両方とも膻中で感じます。

膻中はまわりの空気感や人との距離感を測るセンサーなので、向き合った瞬間に、相手が安心できる存在なのか、それとも避けたいのか、考えるより早く反応します。慣れない人や苦手な人に近づくと膻中に圧迫感が生まれ、胸に重苦しさや不安を感じます。

特に真正面で向き合うと、圧力を感じやすくなります。真正面から少し横にズレるだけで緊張感は和らぎます。実際、誰もが緊張を避けるために互いに無意識にポジションをズラして向き合うのがふつうです。

ですから、人の心に寄り添ったり、お互いに和んだりしたい時には、向き合うよりも「横にいる」「そばにいる」といった位置感が大切です。

しかしたいていは、相手と真剣に話し合おうとしたり大切なことを伝えたりしたい時ほど、向かい合ってコミュニケーションをとろうとするもの。

対面で向き合うと、お互いの間に緊張が生まれて心を開くのが難しくなるだけではありません。姿勢バランスから見ても、人同士が向き合って座ると、お互いに身動きがとれなくなります。力士が四つにがっぷり組んだ状態と同じになり、戦うしかなくなるのです。

相手に自分の思いを伝えたいという思いが強い時ほど、正面から向き合おうとせず、隣り合って座る方がいいのです。

特に、身近な人との関係がこじれた時に、「お互いにきちんと向き合いたいから」と対面で話し合うのはおすすめしません。それで解決することはまずないと思っておいた方がいいでしょう。

怒りの現実的な対処法は、その場を離れること

何かに対して怒りを感じると、首や肩、みぞおちに力が入り、ギュッとしがみつく体勢になります。中でも一番に力が入りやすいのが、みぞおちです。

実は、怒りには2種類あります。社会情勢や政治、人道的な問題などに関して抱く怒りと、自分が置かれている環境や人間関係の中で湧く個人的な怒りの2つです。

前者は、比較的発散しやすく、たとえば怒りを覚えた新聞記事やニュースに対して文句を言えば、少しはスッキリします。

問題なのは後者の方です。怒りを身近な人にぶつけたら関係が悪化しますし、怒っ

たあとで自己嫌悪に陥るのが関の山です。また自分の中にため込んでしまうと、ストレスになって身心に悪影響を与えます。

言うことを聞かない子どもにイラッとしたり、理不尽《りふじん》なことを言う上司にムカッとしたりするなど、誰かに対して怒りの感情が湧く時は、その相手に自分が引っ張られている状態です。

強い引力が働いているかのように、相手にぐっと意識を集中させてしまっているのです。

そこで怒りを爆発させてしまうと、相手との間に摩擦が起き、お互いの感情がよけいに興奮する方向に働くので解決にはなりません。

では、どうすればいいかというと、一番現実的な対処法はその場を離れることです。子どもに怒りをぶつけたくなったら違う部屋に行く。職場ならトイレや給湯室に行くなど、一時的に場を変えるだけでも、感情の爆発は防げます。

一人でいる時に誰かに対して怒りがおさまらない場合も、外出したり別の部屋に移動したりして気分転換すると、感情がグルグル渦巻いて苦しい状態からは抜けられます。

脚を動かして移動し、別の環境でひと息つくことで、力んでいた首や肩、みぞおちがゆるみ、怒りの感情がいったん解除できるからです。

とはいえ、特に人間関係で湧く怒りには、すぐに解決する特効薬のような対処法はないと考えておく方がいいでしょう。

人に対して感情をぶつけないよう感情をコントロールしながら、相手に引っ張られるのではなく、自分自身の身心の健康を保つことに意識を向けるのが最善の策と言えそうです。

姿勢バランスの「癖」が個性の素になる

身体の動き方や姿勢バランスの取り方、疲れ方、心の動きなどのパターンは、人それぞれ違います。姿勢の要となる腰や骨盤の動きの「癖」を10のパターンに整理して、姿勢バランスの取り方の偏りから人それぞれの感受性や嗜《し》癖《へき》をつかむ考え方が「体癖」です（整体界の手《て》塚《づか》治虫《おさむ》とも言うべき野《の》口《ぐち》晴哉《はるちか》がまとめた「体癖」が基礎になっています）。

すでにお話ししたように、体癖の違いによって、普段何げなくやっているしぐさや癖も、気持ちいいと感じる姿勢や場所・環境も変わってきます。自分の体癖に合った生活の仕方や身体の調整法を知ることが重要なのです。

といっても、体癖を特定するのは難しいですし、一人の人に複数のタイプが混じっているのがふつうなので、人それぞれの体癖を「鑑定」するのは、専門家でも簡単とは言えません。観る側の体癖的感性によっても違って見えるからです。

数値化できるような客観的指標というよりは、人それぞれの身体から率直に生まれる嗜好や感受性が体癖ですから、生活や人生経験の中で繰り返し現れるパターンに気づければ、それが自分の体癖だと言っていいでしょう。

しかし人の身体はよくできていて、普段から本能的に、自身の体癖に合ったしぐさやリラックスの仕方をしているものです。そうやって、無意識のうちに自分で自分の身体を微調整しながら、緊張を解こうとしているのです。

なかでも寝相には、その人の体癖が素直に表れるので、寝相からひもとくと体癖がある程度は推測できます。

寝相とは、睡眠時にその人がもっとも呼吸が深くなりやすい体勢、つまり、もっと

癖		疲れ方	発散法・元気
首を横に曲げる癖 左右の区別不得意	お腹減ると急に弱る 表情にこやか（やわらかい）	右肩の上凝る	ストレスは 食べて解消
	ストレスで食欲なくなる 下痢でリラックス	左肩の上凝る	涙でリラックス
新しもの好き つねに身体のどこ かを動かしている	歩きながら考える	肩回したくなる 風邪をひく	運動で発散
水・海・川・滝・橋が好き 磨いて光ると気持ちいい	息苦しくなる 姿勢悪くなりやすい 突発的思いつき	肩回したくなる ため息をつく	非日常世界で発散 模様替え、引っ越し
手応え求める 掃除機でも力を入れる ノートが斜めになる 食べるとだるくなる	ひじを張って力を入れる 表現大げさ	むくむ 脇腹ゆるむ 脚がだるくなる 左肩から首張る （下ねじれ型）	勝負で発散
	手首やわらかい 緊張するとおしっこ 近くなる 言い方きつい		ボランティアで発散
首に手を当てる 机の上に足をのせたくなる ぽかんと口を開けて休む 長眠型（眠り浅い）	生活パターンが規則的	首の後ろが凝る	論理的納得 段取り、計画
	スピーチや会話のような 長い寝言	首の横が凝る	夢の中で発散 「夢」を持つと元気
疑い深い 短眠型（眠り深い）	狭い場所、隅っこが落 ち着く 整理得意。記憶力がい い＝忘れられない	しゃがみたくなる	ものづくり 収集、オタク趣味
大股開きで座る 収納物全て忘れる、嫌な ことを忘れるのが得意	「真ん中」が落ち着く 嘘をつけない、信じ やすい	ふんぞり返り たくなる	人前に出て発散 リーダーになると元気

体癖一覧表

バランスの要	体癖	体型特徴	寝相
お腹＝腰椎２番 （左右バランス）	消化器（食欲）型	丸い体型（丸い背中） 左右曲げやわらか	横向きで寝る
	消化器（下痢）型	横から見るとまっすぐな背中 （側弯しやすい）｜左右曲げ硬い	
胸＝腰椎５番－仙骨 （前後バランス）	呼吸器（運動）型	肩幅広い、胸を張る姿勢 スポーツマン体型	疲れるとふとん抱える
	呼吸器（イベント）型	肩幅広いが肩先すぼむ あご尖るor「ケツあご」	ふとん抱える
脇腹＝腰椎３番 （ねじれバランス）	泌尿器（上ねじれ）型	腕脚筋肉発達	片ひざを曲げる 疲れると寝相悪い 脚がだるくて寝付けないことがある
	泌尿器（下ねじれ）型	下半身ボリューム	
首＝腰椎１番 （上下バランス）	頭脳（俯瞰）型	キリン型＝首細長く見える	バンザイして寝る 足を高くして寝る
	頭脳（夢見）型	ゴリラ型＝首横の筋肉目立つ	
骨盤＝腰椎４番 （開閉バランス）	骨盤（幅狭）型	胸厚く、お尻小さい｜内股 目鼻立ち真ん中寄り	丸まって寝る ふとんに潜る
	骨盤（幅広）型	目鼻立ち大きい｜外股 堂々とした姿勢 目立ちやすい	大の字、うつ伏せ （片ひざ曲げる）

も楽な姿勢です。意識を失っている睡眠中は、脳による強制労働から身体が解放され、寝相そのものが最高のボディワークとして機能しているのです。寝相には、姿勢の疲れの回復を促す機能があります。

日中の活動で疲れがたまると、姿勢の一部がこわばってきます。睡眠中に、こわばった部分がゆるみやすい体勢をとって、深い呼吸に導くための特定の寝相になるのです。その深まった呼吸で、さらにこわばりをほぐして、疲れを能動的に回復しようとするわけです。

言い換えると、疲れて硬くなっているところをゆるめ、呼吸が深くなりやすい体勢が寝相と呼ばれているわけです。それは、人が本能的にとっている休息体勢と言えるでしょう。

整体の現場でも、身体の一部のこわばりがほぐれて固まっていたところがゆるむと、呼吸が深まる手応えがあります。睡眠中にも、それと同じことが起きているわけです。

疲れやすい部分は、人（体癖）によって違います。また、活動や仕事の種類、体調によっても、必要とされる寝相は当然変わってきます。

四足歩行の動物たちが寝る姿勢には、さほどバリエーションはありません。しかし人は二足歩行をしているため、疲れ方や身体のこわばり方のパターンが、四足歩行の動物たちより複雑なものになっています。

睡眠中はまったく無意識ですから、誰もが特徴的な寝相になります。寝相は、その人の活動によって生まれる姿勢の不具合を修復し、身心をリセットするための姿勢自身の働きと言えます。

ここで人のバリエーション豊富な寝相を眺めながら、どの部分の疲れやこわばりをほぐそうとする寝相なのか、また、どの体癖の寝相なのかを見ていきましょう。自分自身が寝る時にとっている姿勢を思い浮かべながら読んでみてください。また、143ページの体癖一覧表を見て、普段の行動と照らし合わせるとリラックスしやすい姿勢や行動が見えてくるでしょう。

仰向けの姿勢で背中をチェックしてみよう

その前に、布団に入った時に多くの人がとりそうな「正規版」イメージの寝相「仰向け」の姿勢について考えてみます。

「寝る」と言えば、まずこの仰向けの姿を思い浮かべるのではないでしょうか。仰向けに寝るのは、いかにもスタンダードな感じがします。

しかし実際に仰向けで寝て、背中の感触をチェックしてみると、こわばりや緊張を感じる場合が多いです。

実は、仰向けのままリラックスするのは、そう簡単ではなく、その前にいろいろな寝相をとって、身体の各部のこわばりをゆるめる必要があるわけです。そして、その結果として、仰向けの姿勢でも十分なリラックスが得られることが多いのです。

寝相から読みとく体癖

①横向きで寝る／左・右半身をゆるめる

横向きで寝るのも誰もがリラックスしやすい姿勢のひとつ。上になっている方の半身がゆるみやすくなります。たとえば左を下にして寝ていれば、右半身がリラックスしやすくなるわけですね。釈迦《しやか》の涅槃図《ねはんず》も横向きですから、シャバーサナ（死体のポーズ）

の仰向けより、こちらの方がむしろリラックスのスタンダードと言えます。

起きている時に、首を横に傾けたり重心を左右のどちらかに寄せたりすると、立っていても座っていても重心がかからなくなった側がゆるみやすくなりますが、寝ている時も同じです（上半身が左右に傾く姿勢はリラックスの基本です）。

仰向けで首を傾け、胴体を少し横に曲げて寝る「バナナのポーズ」も、曲げた側と反対の半身がゆるみやすくなります。

またこの寝相は、みぞおちのまわりもゆるみます（ここは自律神経の働きが表れやすい場所なので、ストレスがかかるとキュッと縮み、ホッとリラックスするとゆるみます）。

みぞおち付近は、横隔膜が上下する運動エリアでもあります。ゆるんでいるほど横隔膜はのびのび動きやすくなり呼吸が深くなるわけです。特に睡眠中は、副交感神経が活発に働く最高のリラックスタイムですから、できるかぎりゆるんでおきたい部分です。

みぞおちまわりのやわらかさは、腸骨の動きのやわらかさと連動する姿勢の左右バランスの安定の要です。平衡感覚の安定もここにかかっています。硬くなっていると、めまいや、乗り物酔いのようなムカムカ感、足元の不安定感にもつながります。

左右型
①
①'
前後型
②
②'
ねじれ型
③
③'

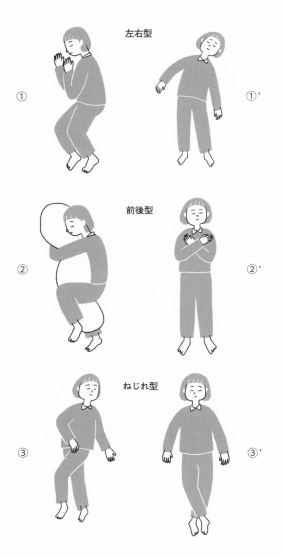

上下型

④

④'

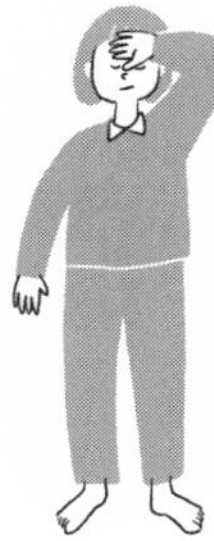

開閉型

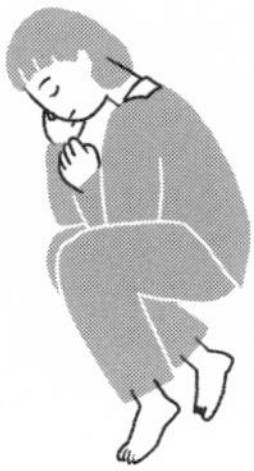

⑤-a

⑤-b

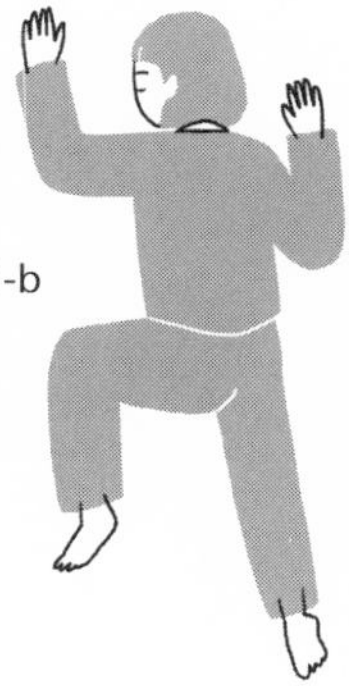

⑤-b'

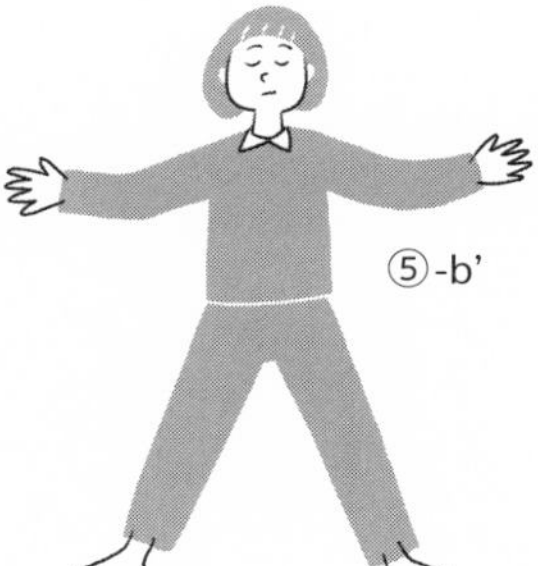

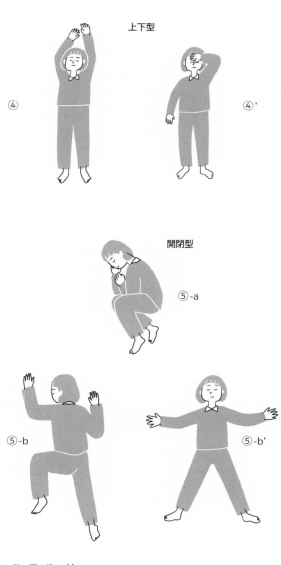

体癖……左右（消化器）型（お腹―特に上部がバランスの要となる）

3種体癖――なで肩で体型に丸みがあり、側面から見ると背骨の彎曲が大きい（左右曲げやわらかい）。食べることで集中する。ストレスも食べて解消する

4種体癖――怒り肩で体型が角ばっていて、側面から見ても背骨が直線的（左右曲げ硬い）。ストレスがあると食欲がなくなる

②布団や抱き枕を抱いて寝る／呼吸器をゆるめる

布団や抱き枕を抱える姿は横向きのコアラのようですが、腕や肩、胸などがリラックスしやすくなります。さらに、脚も使って抱え込むと、股関節から骨盤（特に、仙骨）がゆるみ、呼吸が深くなります。

疲れると肩をグルグル回したくなるタイプの人は、体質的に肩関節に力が入りやすく、胸の真ん中に硬さが残る疲れ方をしやすいため、ただ横向きに寝るだけでは胸がゆるみにくく、布団や抱き枕を抱えたくなるのです。

先ほどお話しした通り、近年の情報があふれる環境では、胸の中心部の膻中が意識や思考よりも先に、ハイスピードなスイッチング動作を繰り返します。パソコンや

スマホに接する時間も長くなるばかりですから、頭以上に胸が疲れて硬くなりやすいのです。

ですから最近、さまざまな抱き枕が製品化され、よく売れているのも時代の必然でしょう。

胸をゆるませる別バージョンとして、胸の上に手を置くスタイルもあります。これは、多くの人がやったことがあるでしょう。これも胸をゆるめる寝相になります。

体癖……前後（呼吸器）型（胸が仙骨の前後運動とともにバランスの要となる）

5種体癖――胸が反りやすい

6種体癖――胸がすぼみやすく「猫背」になりやすい

③寝返りをよく打つ・寝相が悪い／ねじり運動でゆるめる

寝返りは、へそまわりを中心に、積極的に上半身と骨盤をねじることで、ねじれ（緊張）をゆるめる＝「ねじりをもって、ねじれを制す」動きです。

右側に比べて左側がゆるみにくいことはすでにお話ししましたが、寝返りを打つことで、左右差によって生じる緊張をほぐしながら、ゆるみにくい左半身をゆるめ、疲れを回復しようとしているわけです。

疲れたり、湿度が高かったりすると、寝返りの回数が増えます。

子どもはよく寝返りを打ちますが、歳をとるほど寝返りを打ちにくくなります。また、加齢によってねじる範囲が小さくなり、寝返りの大きさや回数も減っていきます。これは、老化によって背骨の動きや肋骨の前面のやわらかい部分=肋軟骨が骨化して、胸全体が硬くなり、体幹をねじるやわらかさが失われていくためです。

上半身は仰向けのままで、ひざから下だけを交差させる寝相は、マイルドなねじりパターンです。多くの人が経験しているでしょう。

体癖……ねじれ（泌尿器）型（脇腹の力がバランスの要となる）
7種体癖――上半身中心にねじる=上ねじれ（腕・脚が筋肉質）
8種体癖――骨盤中心にねじる=下ねじれ（手首・足首やわらかい）

④両手を頭上に上げ「バンザイ」の姿勢で寝る／首をゆるめる

バンザイで寝るのは、目や頭が疲れて前頭部がオーバーヒートし、目や頭の働きに関係する「首」に疲れがたまっている時の寝相です（頭や目が疲れている時は誰もがとる可能性がある体勢です）。

両手をバンザイの格好にすると、あごが自然に上がって首の力が抜けます。あごを引いて歯を食いしばる緊張姿勢とは逆の体勢です。

目を覚ましている間は、つねに思考を働かせたり気を使ったりしなければならないのであごを引く姿勢になり、首は緊張しています。しかし、ずっと緊張しているところわばってしまうため、寝ている時にバンザイをして首をゆるめるのです。

片手を額《ひたい》にのせるのは、「バンザイ」の少しマイルドなパターンになります。

体癖……上下（頭脳）型（首がバランスの要となる）

1種体癖――首の後ろの筋肉が凝りやすい

2種体癖――首の横の筋肉が凝りやすい

寝付きが悪い、眠りが浅いロングスリーパー

夢をよく見る（＝内容を覚えている）。夢の中で現実の問題を考え、解決することもある。

⑤(a) 小さく丸まって深く眠る／骨盤を縮めてゆるめる

(b)「大の字」または片ひざを曲げたうつ伏せで寝る／骨盤を広げてゆるめる

猫が丸まって寝る体勢に似ています。身体を小さく丸めて寝ると呼吸がしづらくなる人の方が圧倒的に多く、この寝相の人は少数派だと思います。ただし誰でもひざを抱え込んで強制的に丸まる姿勢をとると、最初は呼吸しづらいですが、しばらく我慢していると下腹+骨盤で大きく呼吸するようになって呼吸が深くなり骨盤に弾力が生まれます。

骨盤の横幅が狭いタイプ（ズボンがずり下がりやすいタイプ）の人（a）は丸まって寝るのが楽です。骨盤の動きに弾力が出て、骨盤と下腹の呼吸運動が楽に深くできるようになります。

睡眠の質も深く、地震が起きても目が覚めないほどで、冬眠に近い眠りの深さとも言えます。また、深い眠りで体温が下がるので夏でも布団をかぶって潜る傾向がありますこのタイプの人は、深く短いショートスリーパーでもあり、ダラダラ長く眠るとかえって疲れる感じがします。

骨盤の開閉の動きが強い骨盤型には正反対の「開けっ広げ」タイプ（b）もあります。たとえばひと仕事終わり、ストレスから解放されてひと息ついた時、手足を投げ出してのびのびしたい気持ちになることは誰にもありそうですね。そんな気分の時には「大の字」になって寝たいものですが、この寝相は、骨盤（骨盤底）をゆるめる寝相です。

骨盤の横幅が広く、骨盤底を縮める傾向が体質的に強いタイプの人は、この寝相がデフォルトです。興奮度が高い時や疲れた時は、片ひざを曲げたうつ伏せで寝ます（強く縮んだ骨盤底をゆるめる）。

体癖……開閉（骨盤）型（骨盤の開閉バランスが要となる）
9種体癖——骨盤の横幅が狭い
どこでも眠れるが狭い場所や隅っこが好き
10種体癖——骨盤の横幅が広い
どこでも眠れるがリビングのような広々とした場所の真ん中が好き

iii

疲れない姿勢をつくるセルフメソッド

「のび」や「あくび」は、固まった姿勢をゆるめる回復メソッド

人が自分自身の身体をリラックスまたは集中させるために自然に行っている動きが、「のび」と「あくび」です。

朝起きた時にのびやあくびをすると、身体が目覚めてスイッチが入る感覚があるものです。疲れた時や眠い時にも私たちはのびやあくびをして集中しなおすこともありますし、眠る前により良くリラックスするためにもよくします。

のびとあくびは、リラックスして身体がオフになる時と、集中してオンになる時、両方の切り替えのスイッチになります。

身体の構造から見ていくと、のびはムネとハラの境目に作用します。のびをするとみぞおちを含むムネとハラの境目（＝肋骨の下）が、リラックスに向かうオフではより良くゆるみます。反対に、集中に向かうオンではより弾性が高まり、その内側にある横隔膜も動きが自在になります。のびをすることで肋骨全体の動きに弾力が出て、姿勢バランスが自動的に自在な状態になるのです。呼吸が深くなり、集中にもリラックス

にも向かいやすい状態になります。

ちなみに、のびは哺乳類全体に共通した動きです。猫がのびをする姿はよく見ますが、犬ものびをしますし、象もします。進化の面からみても、古くから哺乳動物はのびを自然に行ってきたのです。

人間ののびには、両手を突き上げたり、腕を上げひじを曲げて後ろに反らせたり、背中の後ろで組んだ両手をグッと下げたりするなど、人により場合によりスタイルには幅がありますが、肩甲骨をギューッと寄せるのが共通点です。いつも自然にやっているのびが自分に一番合っていると考えればいいでしょう。

あくびは、のびの効果をさらに高める

のびに続いてあくびも一緒に出ると、リラックスはさらに深まります。

あくびはのび以上に多くの動物種で観察されています。鳥やカエルでも観察されるというから驚きです。それだけ動物にとって起源が古く生理的に大切な作用を持っていると言えるでしょう。

最近、イルカが水中であくびをすることが確認されたというニュースがありました。

長い間、あくびはより大きく酸素を取り込むための動作とされてきましたが、水中では呼吸できないイルカが水中でするあくびは、当然呼吸とは無関係です。脊椎動物《せきついどうぶつ》全体にわたる起源の古～い、それだけ本質的な覚醒↔リラックスのスイッチング動作なのではないかと思うのです。

あくびが出るとあごから首↓胸までゆるむので、あくびは大きなリラックス効果をもたらします。

緊張した時に出る「生あくび」は、無意識のうちに緊張をほぐそうとして起きている反応です。

のびやあくびと一緒に涙も出ると胸がゆるんで緊張がほぐれ、リラックスがより深まります。特に、感情的な胸のつかえがとれる効果が期待できるでしょう。

身心をゆるめたい時に、自分の意思であくびを出す方法もあります。ここでは、2種類紹介しましょう。

セルフメソッド　自分で意図してあくびする（リラックス・胸をゆるめる）

A　口を閉じる動きと開ける動きを同時に始めて拮抗《きっこう》させ、あくびを誘導する

①口を閉じたままあごを上げ、同時に、口を開けていく動きをする。

②口を開ける動きと閉じる動きが互いに綱引きのように引っ張り合うイメージで、しばらく①の状態をキープする。

③口を閉じようとする動きと、開こうとする動き、両方の筋肉の緊張が拮抗する状態が刺激となって、しばらくすると自然にあくびが出る。あとはあくびの勢いにまかせればよい。

B　口を大きく開けて、あくびを出す

①鎖骨のすぐ下のあたりに軽く指で触れながら、あくびをする時のように口を思い切り開ける。

②鎖骨の下の筋肉が突っ張る手応えがある。

③しばらくするとあくびが出るが、出なくてもよい。出ない場合は、そのま

まゆっくり口を閉じると、胸がゆるんでいくのがわかる。頸椎と鎖骨のすぐ下の第1・第2肋骨をつなぐ斜角筋《しゃかくきん》（ストレスで緊張しやすい筋肉）がゆるむ。

効果

- 緊張を解いてリラックスする。
- 首・肩・胸をゆるめる。
- 仕切り直して集中したい時に有効。
- あくびで涙が出ると目の疲れがとれ、胸もより良くゆるむ。

3つのゆらぎ（左右・前後・ねじれ）で姿勢を捉える

人の身体は、前後・左右・ねじれの3つの動きで姿勢を調整しています。この3つの動きの起点になるのが骨盤であり、その要になるのが骨盤を内側から支える大腰筋と腸骨筋、そして股関節の動きです。

姿勢の動きがなめらかさを失うということは、同時に股関節の動きも硬くなっていて、足腰の痛み、肩・腕の痛み、めまい、足元の不安定など、身体のあちこちにきしみが出てきます。

では、なめらかに動く姿勢がどんな基本パターンで動いているのか、ここで整理してみましょう。

前後のバランス

第1章（i）でお話ししたように、日常生活の中で何かに反応すると、姿勢はすぐ前に傾きます。

たとえば一瞬スマホを見たり、何かにふと興味を持って意識を集中したりするだけで身体は前傾します。前傾姿勢の大きさには、関心度の高さがそのまま表れると言っていいでしょう。逆に、興ざめして関心がなくなると、身体も同時に後ろに引き（＝腰が引け）ます。

前傾体勢が長く続いたり、前後の動きがひんぱんすぎたりして疲れてくると骨盤が後ろに傾いたまま固まりやすくなり、「悪い姿勢」になってしまいます。

前後の動きをスムーズにしておきたければ、骨盤がのっている股関節を柔軟に保つことが大切です。股関節が前後の揺れをやわらかく吸収していれば、姿勢が固まったり疲れがたまったりせず、呼吸も深く安定した姿勢を保てます。

左右のバランス

左右のバランスとは、平衡感覚の安定とほぼ同じと考えていいでしょう。

たとえば、文字を読む時や何かを注視する時、頭は静止している方がいいのですが、そのためには、首・胸・腹（腰）で左右の揺れをやわらかく吸収する必要があります。それらの部位が連動してなめらかに揺れることで、平衡を保てるのです。

骨盤では、上半身が右に傾くのと同時に右腸骨が前に傾き、左に傾こうとすれば左腸骨が前に傾くしくみになっています。腸骨の前後の動きのやわらかさやなめらかさが、左右バランスの安定の基本になります。

腸骨の動きは、歩く時になめらかで軽い足運びをするための基本でもあります。178ページから紹介するように腸骨を使って歩くことを意識すれば、疲れない歩きになります。

逆に、腸骨の前後の動きが硬いと脚が重くなり、歩くとすぐ疲れます。

平坦な場所でつまずきやすい時も、この動きが硬くなっています。足元の安定感と平衡感覚は連動しています。腸骨の動きが硬くなると、足元と同時に平衡感覚も怪しくなってくるのです。

ねじれバランス

ねじれバランスの起点は、へその真裏です。正確に言えば、へその真裏にある腰椎の動きが、身体をねじる動きの力強さの起点になります。

この部分の動きに弾力があることが、全身の動きのしなやかさやスピード、パワーを生みます。

アスリートのパフォーマンスが「腰が入っている」「切れがある」と表現されるのは、この部分を起点としたねじりの動きが、腰↓体幹↓手足へとなめらかに伝わり、効率よく力が発揮されている様子を指しています。

へその裏の弾力と連動するのが、脇腹の力です。へそ裏が弾力を失うと脇腹の力も抜け、指先で押すとふにゃふにゃな感触になります。

整体の現場では、座った状態で身体の緊張をゆるめると、前後左右に姿勢がゆらぎやすくなります。前後左右の動きが複合してねじれバランスの弾力を回復させるので、目に見えるような回転ゆらぎが生まれることもあります。ゆらぎが生まれると腰にしなやかさが戻ります。

加齢によって身体の動きがギクシャクしてしまうのは、腰の弾力が失われ、手足への力がなめらかに伝わらなくなるからです。

たとえば高齢者が真後ろに振り向こうとすると、さっと身体を翻《ひるがえ》すことができません。体幹自体のねじれの動きが小さいので、細かく足元を踏みなおしながら全身で後ろ向きになります。身体をねじる動きは、年齢差が現れやすい動きになります。

ここから、日常で使えるセルフメソッドを紹介していきます。

姿勢をゆるめて緊張を解くには、場面に合わせてこまめに身体をほぐしていくことが大切です。その場で気軽にできる方法を中心に紹介しますので、ぜひいろいろ試しながら、自分の体質や症状に合ったメソッドで姿勢をゆるめていってください。

最初のセルフメソッドでは、骨盤とそれを支える大腰筋と腸骨筋（2つ合わせて腸腰筋と呼ばれる）にアプローチします。股関節の動きをしなやかにすることによって上半身もゆるめ、同時に、全身の血流も気の流れも高めていきます。股関節のなめらかな動きは、血液やリンパ液の流れ、さらには気の流れのポンプのように作動します。

大腰筋と腸骨筋は、姿勢のバランスを保つためにつねに働いている筋肉です。いわゆるインナーマッスルと呼ばれ、両者とも大腿骨の内側と腰椎の腹側、腸骨の内側の間、つまり腹の奥にあるため、意識して動かそうと思っても動かすことができません。しかし、これらの筋肉があらゆる種類の姿勢を維持する要となります。

第1章（i）で、仰向けで片脚を持ち上げるチェック法（67ページ）を紹介しましたが、この時に働くのも、この2つの筋肉です。特に、片脚を持ち上げようとする最初の瞬間、両者が瞬間的にセットで働きます（他の筋肉も働きますが、大腰筋と腸骨筋がメインです）。

最近、耳にするようになった「体幹が強い」という言葉は、大腰筋・腸骨筋を中心に体幹全体の筋肉のバランスが取れている状態を指しています。この連携がしっかり取れていると、外側からの力がかかっても、姿勢が大きく乱れることはないのです。

良い姿勢でいることとは、まずはこの2つの筋肉がきちんと働いているということ。疲れたり高齢になったりすると、腸腰筋の働きが鈍くなったり衰えたりするため骨盤が後ろに傾きます。また、この2つの筋肉を中心にした連携がうまく取れなくなって、他の筋肉に負荷がかかり、身体がスムーズに動かなくなります。

典型的な例が「脊柱管狭窄症」です。極端な場合、寝る体勢でも姿勢のバランスが取れず、うつ伏せや仰向けの姿勢もとれなくなるケースもあり、そうなると横向きで寝るしかなくなります。

それほど大事な筋肉ですが、睡眠中のような意識のない状態でも、無意識下で姿勢を支えているわけですから、逆に直接鍛えるどころか意識的に動かすことすら非常に難しいのです。これから紹介するメソッドでは、間接的な動きで腸骨筋・大腰筋に無理なく自然にアプローチします。デスクワークなどでこわばった身体をゆるめていきましょう。

この動きによって、股関節のこわばりがいったんリセットされます。股関節のリセットは全身の姿勢リセットにつながるので、日々の習慣にして頂きたいセルフメソッドです。

セルフメソッド

股関節を深く折りたたみながら上半身を前に倒し、ゆっくり起こす（姿勢バランスの起点を再起動し、下腹と骨盤の深い呼吸を導く）

①脚を適度に広げ、低めの椅子に腰掛ける。トイレの便座くらいの高さがやりやすい。

②股関節（骨盤とももの付け根の間）に指先を置く。その際、腸骨の前側の出っ張りの下（股関節の前側のなるべく奥の方）に指を差し込み、そこに完全に指先が挟まる感じが良い。

③顔はまず真上を向き、首を反らしたまま、胸もなるべく反らしながら、上半身をゆっくり前に倒していき、骨盤とももの付け根の間に、指先が痛いくらい完全に挟まっているのを感じる。

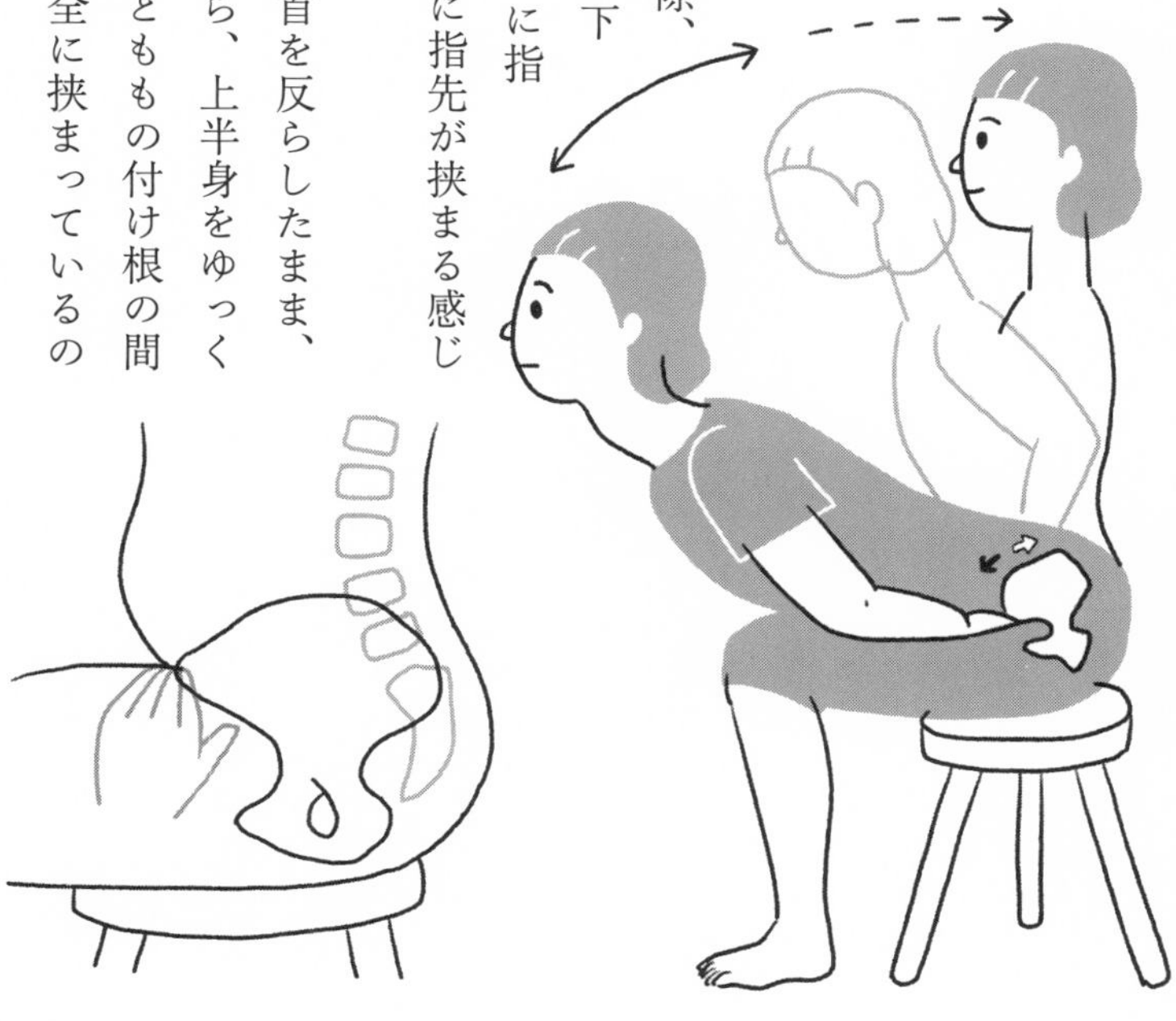

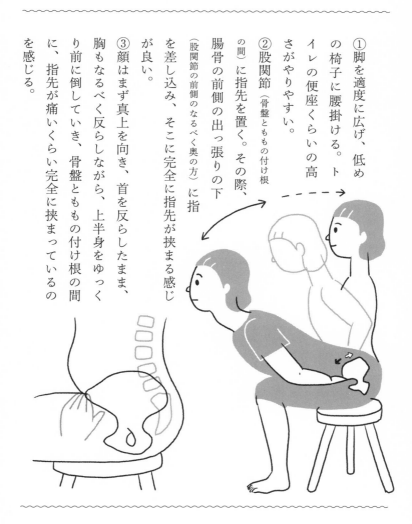

④深く前屈すると息が止まるが、しばらくすると、下腹と骨盤が自動的に動き始めて深く呼吸できるようになるので、そのまま自然にまかせて呼吸する（この時、骨盤の内側の大腰筋と腸骨筋が良く働いている）。

⑤数回そのまま呼吸していると、お腹の下の方が温かく感じられるようになる。

⑥あごを引いて少し下を向き、上半身を起こしていく。3分の2ほど戻したところでちょっと止め、そこからスピードを落とし、上半身をじわじわ起こしていくと、再び自然に下腹の呼吸が大きくなる。首や肩もゆるんでいき、同時に頭や目のまわりがスーッとしてくる。

効果

- 股関節の折りたたみをなめらかにし、全身をゆるめて血流も気の流れもよくする。
- この動きによって骨盤と下腹が一体となってよく膨らんだり縮んだりするので、外からはなかなかアプローチできない骨盤の内側の筋肉が必然的に活性化される。

ポイント

- 肩幅に足を開いて立ち、その姿勢から腰を落としてひざを深めに曲げた状態で行うこともできます。
- ひと息で姿勢を起こすと、頭から血流も気の流れも一気に下りてくるので、くら〜っとしたり、脳貧血気味になったりしますが、後半残り3分の1くらいのところで一度動きを止めれば、そこからゆ〜っくり戻しながら自然に数呼吸することで、首と肩のまわりがゆるんで頭が涼しくなり、眼がスッキリします。
- 立ってやる場合の方がくら〜っとしやすいので、ちょっとくらっときそうな感じがしたらそのましゃがめば大丈夫。

座ってできるセルフメソッド

わざわざ席を立つことなく、その場で座ってできるセルフメソッドは、忙しい時にちょっとしたスキマ時間で姿勢の疲れをリセットできます。短時間の簡単な動きでありながら、こわばった箇所をゆるめる効果はしっかりあるので、身体のこわばりを感じる時に行ってみてください。

セルフメソッド 両手を斜め横に伸ばし、首を思い切り反らす↓
腕や首の力をゆっくりゆるめていく（首や肩をゆるめる）

集中し続けて固まってしまった首の緊張、特に首と頭の間のこわばりをほぐす方法です。首をゆるめるのは、全身の緊張をゆるめることにつながります。「疲れたな」と感じる時や、根《こん》を詰めて作業を続けている時に行ってみてください。

A　両手を斜め横に伸ばし、首を反らして上を見る

①両手を斜め横に伸ばし、手首をぐっと反らす。
②首を後ろに思い切り反らして真上を見る。
③真上を向いたまま、口をギュッと力を入れて閉じる。あごの下と喉の間の

筋肉がギュッと突っ張る。
④ゆっくり3呼吸しながら反らしていた首を少しずつ戻していく。同時に、口とあごに入っていた力をゆるめていく。
⑤頭を戻す動きと合わせて手の力も徐々に抜き、元の位置に戻していく。

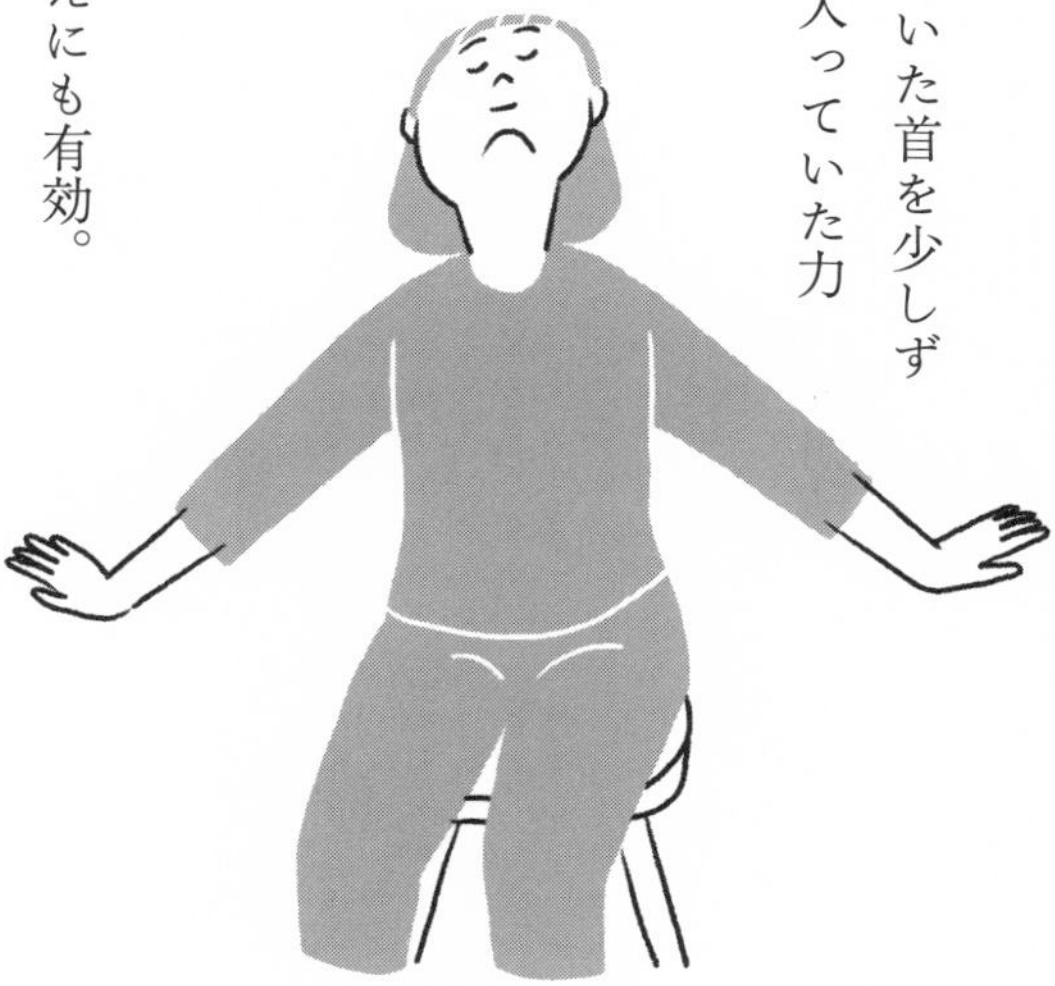

効果

- 頭と目の疲れに有効。
- 考え（集中）が煮詰まった時の切り替えにも有効。

B　両手を斜め横に伸ばし、首を横に曲げる

①両手を斜め横に伸ばしながら、手首をぐっと反らす。
②首を左右どちらかに曲げ、首が突っ張ったところで止めてひと呼吸置く（首を曲げた側と反対側の腕の筋肉が突っ張る）。

③ゆっくり3呼吸しながら、頭を少しずつまっすぐに戻す。
④頭を戻す動きと合わせて手の力も徐々に抜き、元の位置に戻していく。
⑤首を反対に曲げて、①～④の動きをする。

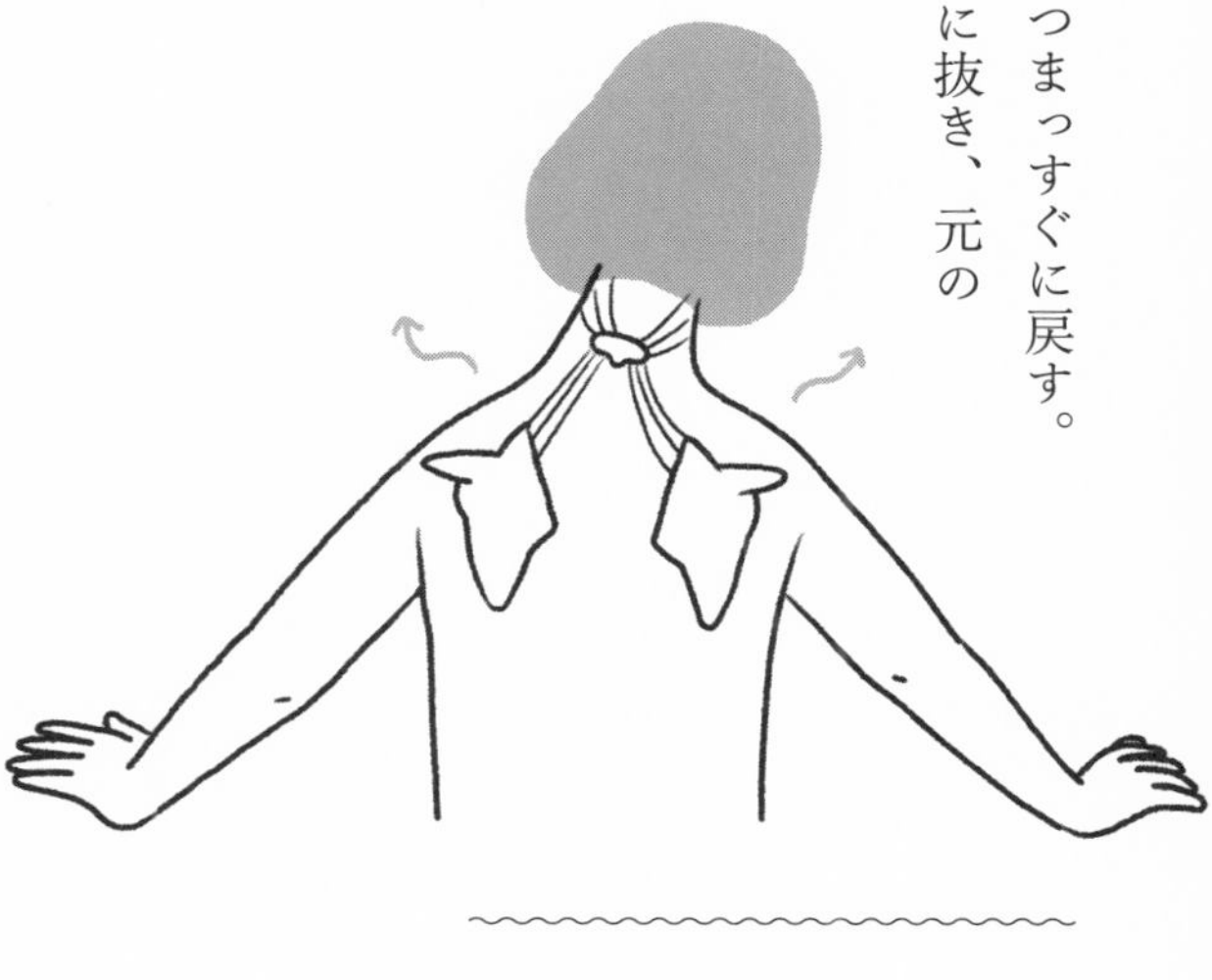

効果

- 肩凝りに有効。
- めまいや耳鳴り、ムカムカ感に有効。

ポイント

- 数回繰り返してOKですが、反射が鈍くなって効果は次第に低くなるので、最初の1回に集中する方がよいです。
- 息を吐き終わって吸おうとする隙間にもっともゆるむので、呼吸や首の動きを、なるべくゆっくり行うことで効果が高まります。

セルフメソッド 座ったままで小さく〝足踏み〟（骨盤をゆるめる）

同じ姿勢で長時間座り続けると身体が固まり、血流も悪くなってしまいます。

そのような時は、座ったままで「小さく歩いて」みましょう。すると、骨盤が動き、姿勢が固まるのを防いでくれます。

①椅子に座った状態で、片方のつま先を1センチほど上げてその場で下ろす。
②または、かかとを1センチほど上げて下ろす（①②どちらかやりやすい方で）。
③もう片方の足も①②と同じように動かす。その場で足踏みをするイメージで、交互に数十回ほど行う。動きをより小さくしていくほど効果が大きい。

効果

- 大腰筋と腸骨筋が働き、股関節の動きがなめらかになる。
- 全身の血流が良くなる。

ポイント

- 骨盤（坐骨）を起点にして足を動かすつもりで、つま先またはかかとをそっと上げるよう意識しましょう。下半身全体がほぐれやすくなります（座った時に座面に当たるお尻の骨が坐骨）。
- 小さな動きの方が骨盤（腸骨）に対して効果的に響きます。つま先とかかとを上げる高さは1センチ以下が望ましいのですが、股関節が固まっているほど、小さく動かすことが難しいので、数センチから始めて徐々に小さくしていきましょう。
- 間隔を空けて、気がついた時にやっておくと、骨盤から姿勢全体が固まらなくなります。
- 椅子の上にバランスクッションの空気を半分くらい抜いて敷いておくと、骨盤が左右に適度にゆらいで、腸骨と股関節の動きが固まりにくくなります。

セルフメソッド　座ったままで、ひざを小さく閉じ開きする（リラックスする）

デスクワークが多いけれど、ひんぱんに席を立つわけにもいかない人は、椅子に座った状態で、両ひざを左右に1～2センチ開いたり閉じたりするだけでも、骨盤が動き、姿勢が固まるのを防げます。

あるいは左右のひざの内側を互いに揉《も》み合わせるように動かしてもよいです。

気がついた時に、ふつうの呼吸くらいのテンポで数十回程度行えば十分です。

効果

- 骨盤を効率的に動かす。
- お腹が温まり、冷えが取れる。腸の働きが良くなる。
- 下腹に力が入る。脇腹に力が入りやすくなる。

ポイント

- 骨盤を開閉または回転させる動きです。腰や骨盤が固くこわばっているほど、小さく動かすのが難しいです。なるべく小さく動かしていくようにしていくと、骨盤が効率的に動き、お腹が温まって、腸の働きも良くなります。

ラクな姿勢で歩くための腸骨ウォーキング

身体の力を抜いて、楽な姿勢で歩くにはどうしたらいいでしょう。

現代では、ひざをピンと伸ばし、大股でさっそうと歩く姿がかっこいいとされていますが、これは近代になって西洋から入ってきたもので日本人本来の歩き方ではありません。近代以前の歩き方はひざをゆるめて、股関節と腸骨をやわらかく使う「ナンバ」と呼ばれる歩き方でした。

日本に限らず、たぶん西欧でも近代以前は違っていたのではないかと思われます。16世紀「農民画家」とも呼ばれているブリューゲルの絵の中の農民たちは、ひざを曲げてナンバ的に歩いています。どこに行くにも歩いていた時代には合理的な疲れない歩き方だったわけです。

今日の近代的歩き方も決して悪くはないのですが、骨盤が自由には動かず筋肉も緊張します。ひざがピンと伸びていると腸骨筋と大腰筋が機能しにくく、骨盤が効果的に働かないので、足腰に負荷がかかりやすいのです。

筋肉が適度にゆるんだ姿勢で自然に歩くには、肩やひざの力を抜くこと。まずは、ひざの力を抜くことを意識しましょう。

ひざの力が抜ければ、自動的に肩の力が抜け、お腹の下の方に重心が集まります。すると全身がほどよく脱力するので、疲れない歩き方になります。

自然なウォーキングの第一歩は、ひざをゆるめること

歩いたり立っていたりする時に、ちょっと脱力しているイメージでひざをゆるめてみましょう。ただし目に見えてわかるほど、ひざを曲げる必要はありません。ひざの後ろが突っ張らないよう意識し、ほんの少しだけ曲げれば大丈夫です。

簡単にひざの緊張をゆるめる方法があるので、紹介しましょう。

最初に、立った状態でグーッと背のびをして両足のかかとを持ち上げます。その後、ストンと落とします。この時、脱力し切ってかかとが地面（床）に落ちる感じになれば大丈夫です。

片足ずつかかとを持ち上げて落としても効果があります。小さく足踏みして左右交互に体重移動するだけでもOKです。完全に体重移動するほどリラックスします。状況に応じてやってみてください。ひざも同時にゆるんで自然にゆるやかに曲がります。

肩やひざに力が入っている時、実は、つま先に重心がかかっています。この動きを行うと、いったん体重が完全にかかと側に移動します。何かに集中している時は前方に意識が行き、肩やひざ、つま先に力が入るのですが、それをこの動きでいったん解除できるのです。

上級編として、かかとを落とす動きを少しずつ小さくしていく方法もあります。

最初は、思い切って両足のかかとをドスンと1回落とします。

次に、動きを小さくしながら、片足ずつかかとを落としていきます。最終的にはほんの少しだけかかとをソッと持ち上げて、スッと静かに落とすイメージです。

歩き始める前に、この小さな足踏みを行うと、腸骨が動きやすくなり脚が軽くなります。

腸骨ウォーキングでしなやかに歩く

本来、心地いい姿勢を保ちながら歩くには、腸骨をやわらかく使う必要があります。しかし今ほとんどの人が、健康のためのウォーキングなどでよく紹介される近代式の歩き方になっています。

全身の筋肉を使って腕を振り、ひざを伸ばして大股でスタスタ歩く。胸を張り、地面を強く蹴《け》って大股で歩くのは、腸骨よりも、仙骨の動きと足の蹴りを連動させる動きです。運動量を大きくし、身体に負荷をかけるという意味では良い歩き方です。

その歩き方も間違いではないのですが、腸骨をやわらかく使いにくいので、負荷が大きい歩き方になります。長時間歩くと疲れてしまいます。楽な歩き方ではないのです。ただし、とにかく運動量を稼ぎたいのであれば目的に見合っています。

腸骨を上手に使って歩けば、よけいな力を使いません。ですから長い距離を歩いても疲れにくくなります。どこに行くにも歩かなければならなかった時代には必然的な歩き方だったのです。

また運動トレーニングを1時間やるのと、1時間踊るのを比べれば、踊る方がずっと疲れにくいです。あらゆる踊り、ダンスが腸骨の動きが中心になっているからです。たとえば、気分が高揚して「踊るように歩く」と言えば、それは自然に腸骨ウォークになっているのです。子どもたちは正直なもので、楽しいと自然に踊るような腸骨ウォークになっています。

近代スポーツの中では、もっとも効率的に腸骨を使って歩くスタイルが競歩です。競歩選手の話を聞くと、骨盤を回転させるような意識で歩いていると言います。

確かに競歩の映像を見ると骨盤がくりくりとねじれるように動いていますね。腸骨を大きく使うので、本人としては回転させているように感じるのでしょう。

またファッションショーのモデルも、腸骨を使ったウォーキングをしています。上半身はまっすぐですが、左右の腸骨が交互に大きくなめらかに動く歩き方です。

競歩もモデルウォーキングもしなやかで力みのない歩き方ですが、街中では動きが大袈裟《おおげさ》すぎて目立ってしまいますね。ここでは、自然な感じで腸骨を使って歩くポイントをいくつか紹介しますので、室内で練習して感覚をつかんでから、散歩やウォーキングの際に屋外で歩いてみてください。

セルフメソッド 腸骨ウォーキング

腸骨を使う動きがもっともわかりやすいのは、床に座ったまま骨盤（坐骨）で歩く時です。

床に座って脚を前に伸ばして（あぐらでも大丈夫）、お尻の下（坐骨）で床を漕《こ》ぐように歩いてみましょう。

前に後ろに歩いてみると、左右の腸骨が前後にくりくり動くのがわかります。腸骨がやわらかくなめらかに動けば軽々歩けますが、腸骨・股関節の動きが硬いと前にも後ろにも進みにくいのが良くわかります。

- 床に座った体勢での「腸骨歩き」で腸骨の動きをつかんでから、立ち上がって左右の腸骨を交代で前後に動かすよう意識し（腸骨の上に手をおいて歩いてもよい）、腸骨の動きを感じながら歩く＝腸骨につられて脚が動く感じで歩く。
- ひざの力を抜いて、足裏で地面の感触を繊細に感じるようにしながら歩く。
- 踏み出す側の腸骨を起点にして、脚が自動的に前に振り出されるイメージで歩くと腸骨が動きやすくなる。腸骨から脚が始まっているような感じにするのがよい。

- 腕は前に振るよりも、後ろに振る方が腸骨が動きやすくなる。

ポイント

- 練習の際、頭の上に重りをのせてバランスを取りながら歩くと、自然に腸骨を使った歩き方になります。半世紀前は、モデルウォークといえば、頭の上に本をのせて歩くイメージでした（よくギャグにも使われました）。近代以前は、頭の上に荷物をのせて歩く習慣がありました。頭の上に重りがのっている方が、むしろ腸骨がやわらかく動いて姿勢のバランスは取りやすくなります。かえって軽いものの方がバランスが難しいです。少し重いものでも姿勢バランスが取りやすくなって、手で持って歩くよりもずっと楽だったのです。
- 平坦なところを歩く時より山道のような凸凹道の方が、自然に腸骨で歩けるようになります。また凸凹道や山道、草や土の上、裸足で歩く時などは腸骨ウォーキングがやりやすくなります。

寝たままできる姿勢バランス回復体操

第1章（ⅰ）で紹介した「要素別・姿勢バランスの疲れチェック」（67ページ〜）をやってみて、姿勢バランスが〝重く〟なっている時、寝る前などにやっておくと、呼吸と眠りが深くなります。

各体操に共通しているのは、脚や腰を持ち上げてストンと落とすことです。

ふつうの体操と違うのは、筋肉などを鍛えるのではなく、固まっているバランスの要をゆるめるだけだということです。

姿勢バランスのテコになる腰椎に一瞬、力の焦点を当てておいて、次の瞬間に一気に脱力することで弾力を回復します。

これから紹介する5つの体操は、それぞれの姿勢バランスのテコになる腰椎に、力の焦点が合いやすくなるように設計されています。体勢を微調整して、テコに持ち上げる力の焦点が合うと、脚や腰が軽く持ち上がります。

つまり、この体操のコツは、脚や腰が軽く持ち上がりやすいように調整して、フワッと持ち上げてストンと落とす。これだけです。

集中↓脱力という身体の反射を利用するので、基本的に1回で済みます。もう一度バランスチェックをしてみてまだ重い場合は2～3回繰り返しても大丈夫ですが、回数が増えると反射が鈍くなっていきます。最初の1回で決めるのがベストです。

①左右バランス＝腸骨の前後傾の弾力回復体操（消化器・腰椎２番）
→めまい、脊柱管狭窄症に対応

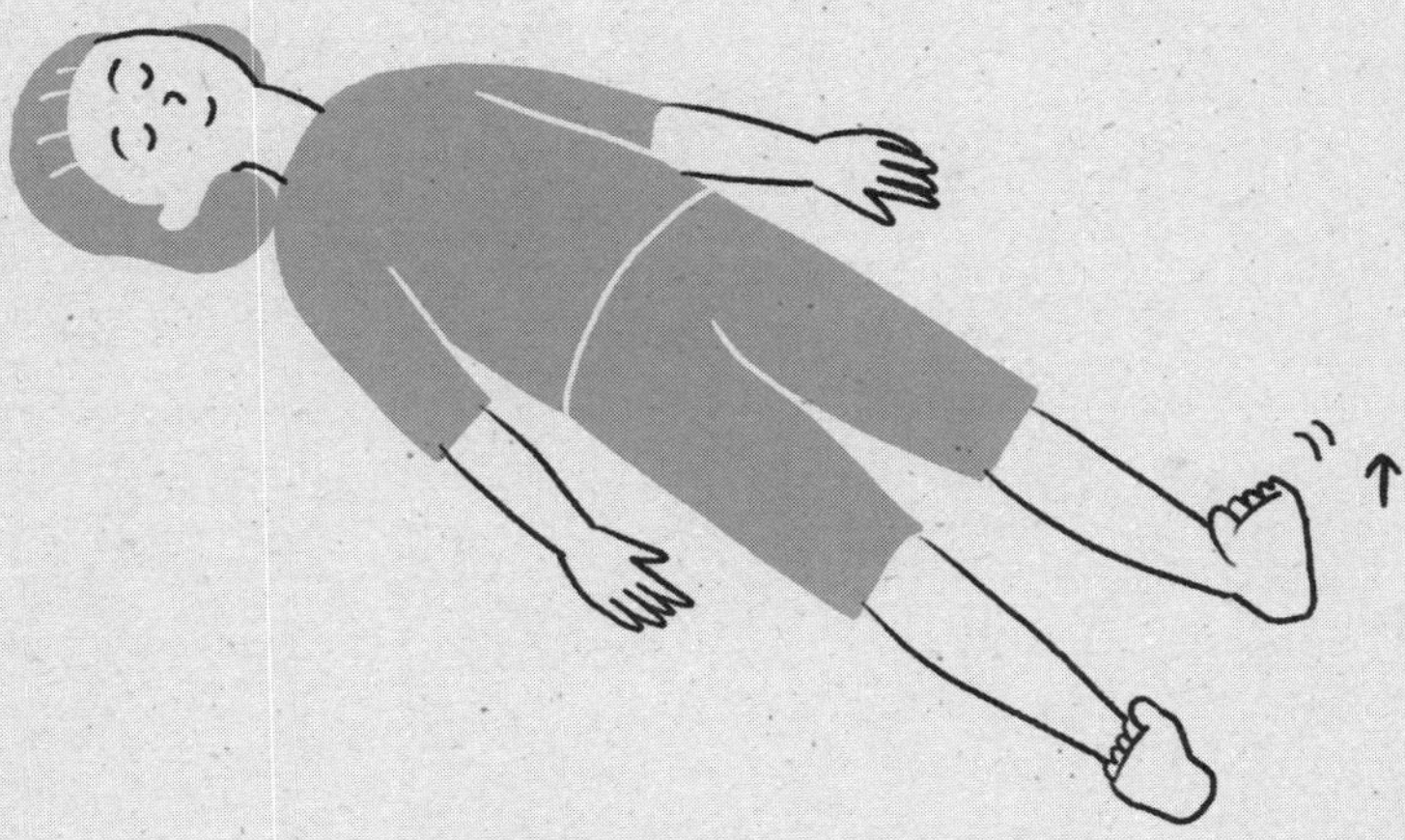

1. 首を右に曲げて、片方ずつ脚を10センチほど持ち上げ、左右の重さを比べる。
2. 軽い方の脚を10センチほど持ち上げてストンと落とす。しばらくそのままリラックス。そのまま数呼吸。呼吸が自然に深くなってリラックスする。
3. 首を反対に（左に）曲げて同じように行う。

②前後バランス＝腰仙関節の弾力回復体操（呼吸器・胸・情報疲れ・腰椎５番）
→夏バテ、スマホ姿勢に対応

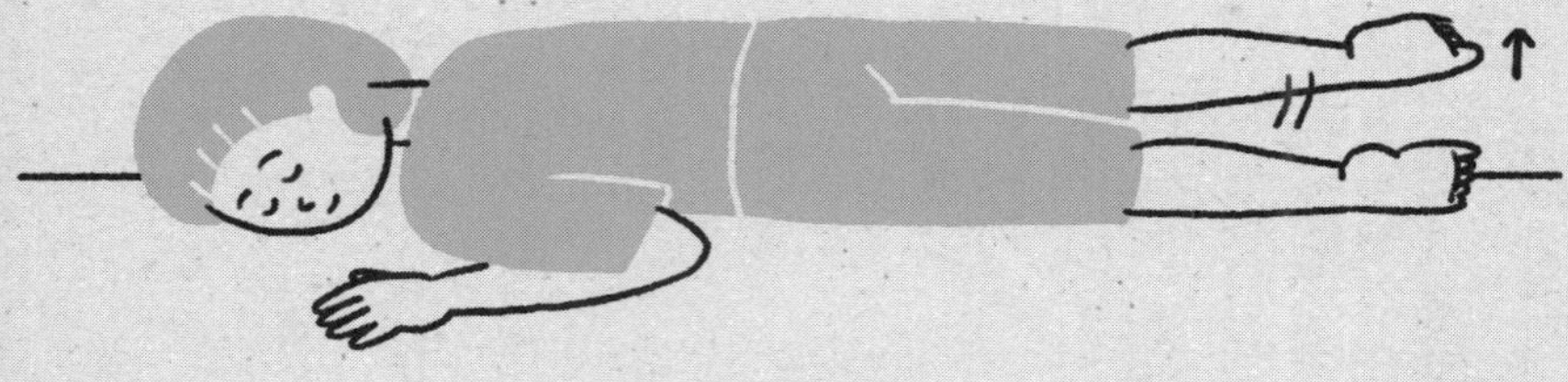

1. うつ伏せになって、片脚ずつ持ち上げて、脚の重さを感じてみる。
2. 左右の脚の重さを比べてみて、軽い方の脚を持ち上げ、ストンと落とす（持ち上げる脚を横に開く角度も、持ち上がりやすいように少し調整するとなお良い）。
3. 自然に呼吸が深くなる。そのまましばらくリラックス。

③ねじれバランス＝へその真裏の弾力回復体操（腎臓の働き・お腹の冷え・腰椎３番）→脇腹引き締め

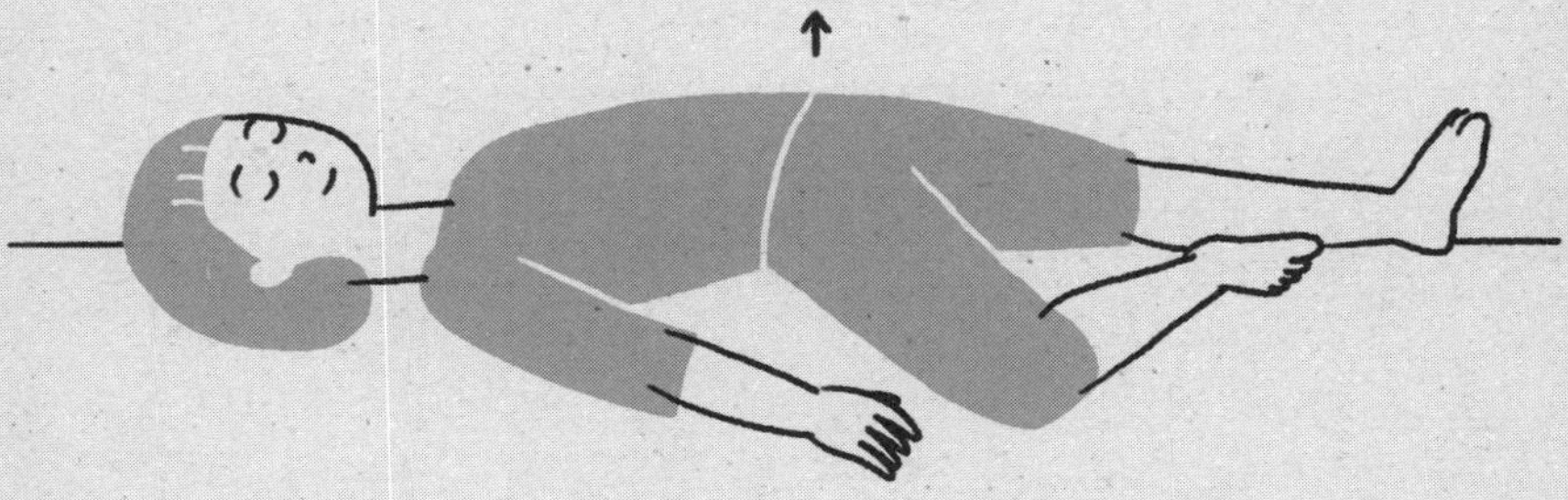

1. まず片方の脚を外側に「く」の字に曲げ、そのまま腰を持ち上げる。これを左右両方試してみて、どちらか軽く持ち上がりやすい方を選ぶ（腰が持ち上がりやすくなるようにひざを曲げる角度も調整）。
2. 次に、もう一度持ち上げて、バサッと落とす。そのまま10呼吸。

④上下バランス＝首の弾力回復体操（神経系・目・首・頭の疲れ・腰椎１番）
→頭のオーバーヒートに対応

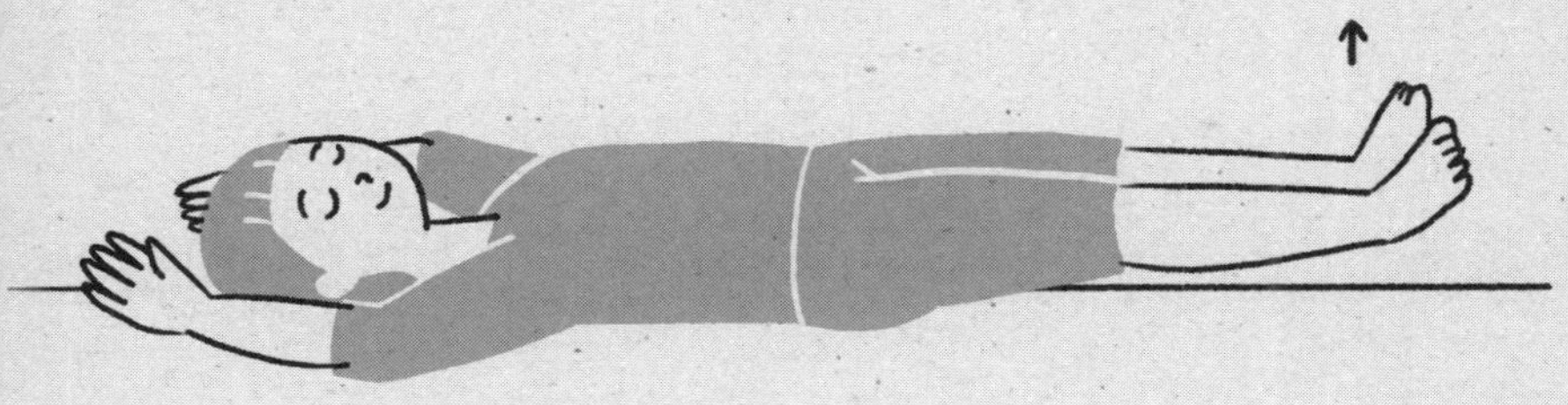

1. 両腕を上げてバンザイのようにする。または頭の後ろで手を組む。
脚がなるべく軽く持ち上がるように腕の格好を調節する（腕をグンと伸ばしても良い）。
2. 両脚を10センチほど持ち上げて、そのままストンと落とす。首・背中が温かくなる。

⑤開閉バランス＝骨盤開閉の弾力回復体操（生殖器・生理・冷え・腰椎４番）
→産後の回復・生理不順や生理痛の調整・更年期障害に対応

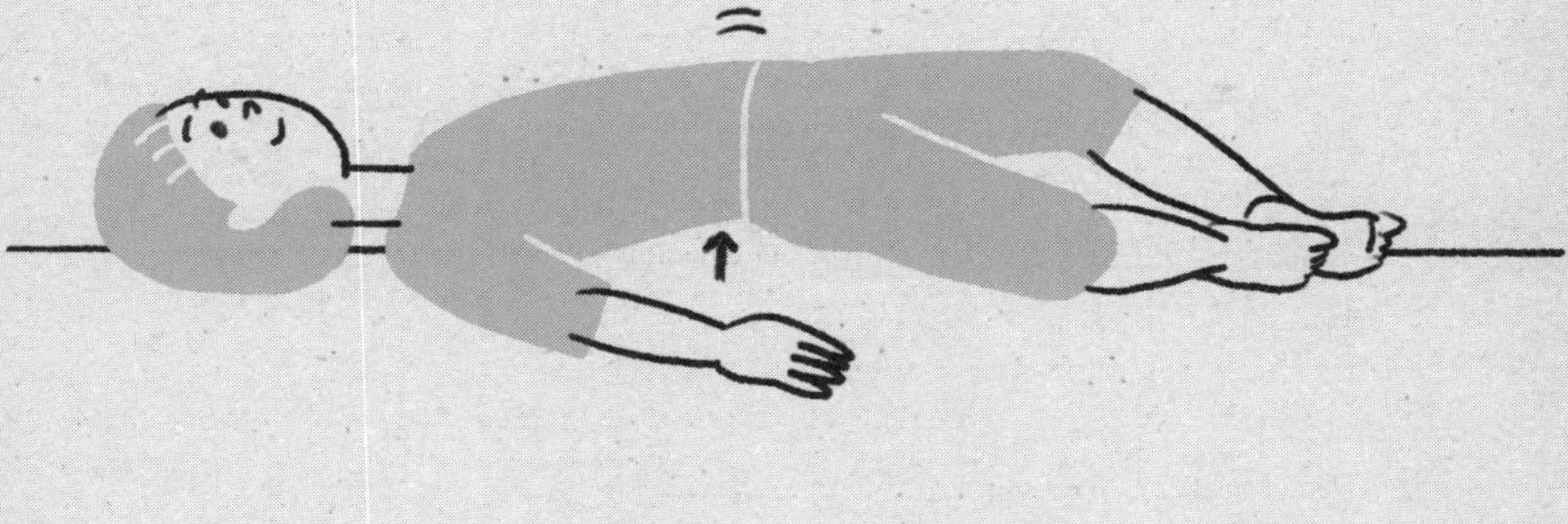

1. 両ひざを曲げ、左右に広げる（仰向けになったカエルのような姿勢に）。腰を持ち上げやすいようにセットする（ひざを曲げる角度と左右の足裏同士をズラす大きさを調整する。右ひざを左より余計に曲げる。両足が大きく離れた方が良い場合もある）。
2. そのままお尻を10〜20センチほど持ち上げ、ストンと落とす。そのままリラックス。尾てい骨から腰、さらに下腹も温かくなってくる。

セルフメソッドのコツと基本的な考え方

セルフメソッドの中には、一見ストレッチのように見えるものもあります。しかし、この本で紹介しているのは、筋肉をストレッチする（=伸ばす）のではなく、ストレッチ的負荷を起点として、ゆっくり戻しながらゆるめていく「脱ストレッチ」と呼んでいる方法です。

通常のストレッチは、筋肉を伸ばすことを目的としていますが、この本のメソッドは「伸ばした筋肉をゆっくり戻していく過程」で身体をゆるめ、全身をリラックスさせていきます。

筋肉がもっともゆるむのは息を吐き切ってから再び息を吸う隙間です。一生懸命、筋肉を伸ばして息を止めてしまうとゆるむことができません。元の姿勢に戻していく時には、呼吸を止めないようにしながらゆっくり筋肉をゆるめていきましょう。

筋肉を徐々にゆるめることで、より深い呼吸が生まれ、また呼吸が深くなれば筋肉がゆるんでいきます。

「寝たままできる姿勢バランス回復体操」については、姿勢の要になる一点に力を集めておいて、一気に脱力するしくみになっています。

整体の現場では、施術者が骨盤の適切な場所に手を置いて適切な角度で触れると、自然に骨盤の動きが反応して呼吸が大きく深くなります。身体にはもともと能動的にゆるもうとする動きが内包されているのです。

言い換えれば、人があえて意識しなくても、身体自身に回復しようとする力がもともと備わっているのです。そのポテンシャルを引き出すのが、この本のメソッドです。

身体の潜在能力を引き出すために、メソッドに取り組む際に大切なポイントは、次の通りです。

- 動作中、力が入るところでは自然に呼吸が止まるが、ゆるめるところでは、呼吸は自然に、ゆったりとした感じにまかせる（集中しすぎて呼吸を止めてしまうと、うまくゆるまない）。
- 身体を動かしたり手で触れたりした時の微細な変化を感じる。

●「何となく感じる」「そんな気がする」といった感覚を大切にする。
●身体には、フワッと優しく触れる。
●あるいは触れる手の側の感触よりも触れられる側の身体の感覚を意識の中心にする。
●身体の側から手に向かって触れるように感じてもよい。

また各メソッドを行うと、身体に次のような変化が表れます。身体に意識を向けながら、微細な変化をキャッチしていきましょう。

●頭や首、肩、腰などがスッと軽くなった感じがする。
●身体の中がじんわり温かくなったり、肌の表面が涼しく感じられたりする。
●足腰が軽くなる。
●呼吸が深くなる。
●頭がクリアになり、視界が明るくなったように感じる。
●何となくスッキリした感じがする。

毎日の身体は、その日の感情や季節の変化、天候、年齢、疲れ具合など、さまざまな要因で変わります。その変化に合わせてセルフメソッドをセレクトしながら姿勢をゆるめ、深い呼吸で、おいしく食べてよく眠れ、気持ち良く動ける毎日を送っていきたいものですね。

おわりに

姿勢について、さまざまな角度から見直してきました。

第1章（*i*）では、「だらしない姿勢」や「悪い姿勢」にも、「シャキッとした姿勢」「正しい姿勢」にも、「スマホ姿勢」「姿勢の歪み」「姿勢の疲れ」にも、それぞれに意味があることをお話ししました。

そして気持ちいい姿勢のバランスを保つためには、左右・前後・ねじれの微妙な姿勢ゆらぎが必要なことも見てきました。

第2章（*ii*）では、さまざまな物事に反応し、考え、判断し、納得することも、つねに姿勢のバランスの動きとともにあることもお話ししてきました。

姿勢バランスが硬直すれば、思考も気分も停滞します。日々刻々、気構えと姿勢バランスをつねに組み換えつつ、物事を受け止めたりスルーしたり、集中したりリラックスしたり、がんばったりあきらめたりしながら、生きているわけです。

第3章（iii）で見てきたように、誰もがあくびやのび、寝相や寝返りのような、本能的に姿勢の疲れをほぐすメソッドをもともと身につけています。

それを応用・深掘りしたのがこの本の中で紹介した各セルフメソッドです。ひと息入れながら、時々試してみてください。

気分のいい姿勢が立ち表れるはずです。

「姿勢」というと、やはり見栄え・外見にイメージが偏りがちですが、ほんとうに大切なのは、私たち一人ひとりにとって気分のいい姿勢、楽な姿勢、疲れない姿勢、結果として持続可能な姿勢だと思います。

気持ちよく寝て、気持ちよく座り、立ち、そして歩く。そこに一人ひとりの良い姿勢があります。

人それぞれの身体の内側から湧き上がるような、生き生きとした、自前の姿勢を見出していきましょう。

片山洋次郎 かたやま・ようじろう

1950年神奈川県生まれ。東京大学教養学部中退。

現在、身がまま整体 気響会を主宰。20歳代半ば、自身の腰痛をきっかけに整体に出会う。その後、野口晴哉の思想に触発されながら独自の整体法の技術を創り上げる。21世紀を、身体がものを言う時代ととらえ、身も心も気持ちよく生きるための知恵を提案している。

著書に『骨盤にきく』『身体にきく』『整体かれんだー』『女と骨盤』(以上文春文庫)、『自分にやさしくする整体』(ちくま文庫)、『生き抜くための整体』(河出文庫)、『呼吸をふわっと整える』(河出書房新社)などがある。

姿勢をゆるめる
疲れない身体と心の整え方

２０２４年５月20日　初版印刷
２０２４年５月30日　初版発行

著者
片山洋次郎

発行者
小野寺優

発行所
株式会社河出書房新社
〒１６２-８５４４
東京都新宿区東五軒町 2-13
電話　０３-３４０４-１２０１［営業］
　　　０３-３４０４-８６１１［編集］
https://www.kawade.co.jp/

印刷・製本
三松堂株式会社

Printed in Japan
ISBN978-4-309-29408-7

デザイン
三木俊一（文京図案室）
カバーイラスト
小林マキ
本文イラスト
わかばやしたえこ
編集協力
江藤ちふみ（ひゅうが書林）

片山洋次郎　好評既刊

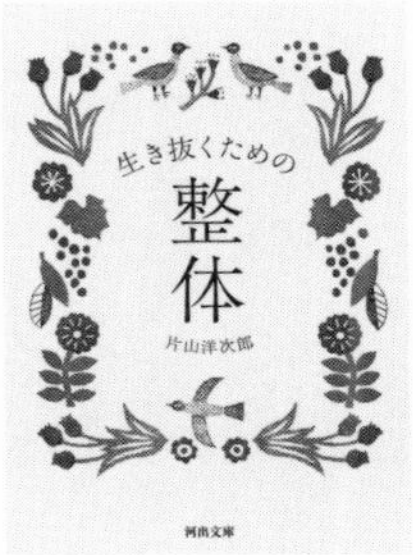

生き抜くための整体

日常の癖やしぐさを見直し、身体と心をゆるめるための一冊。日々のストレスを自分でほぐす16のメソッドも掲載。深い呼吸をもたらし、生きることが心地よくなる。一生使える、身体感覚の磨き方。

ISBN 978-4-309-41728-8

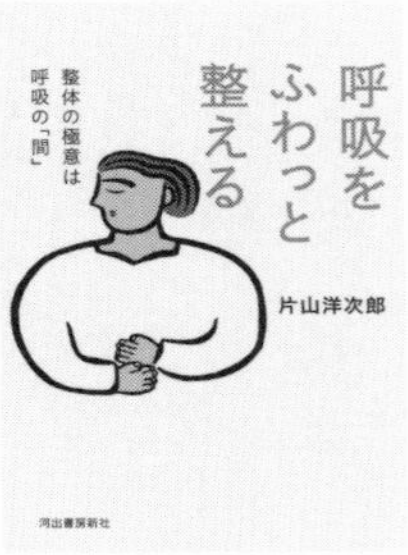

呼吸をふわっと整える　整体の極意は呼吸の「間」

心身のリラックスの鍵は、息を吐き切ってから吸う間の「間」にある。身体、心、人づきあいと呼吸の関係など、整体の現場から、奥深き呼吸を解きほぐしていく。真の脱力を体感できる本。

ISBN 978-4-309-24929-2